扁桃病巣疾患診療の手引き 2023

Japan Society of Stomato-pharyngology
日本口腔・咽頭科学会

作成

扁桃病巣疾患診療の手引き作成委員会

編集

日本口腔・咽頭科学会

協和企画

刊行にあたって

　日本口腔・咽頭科学会では、この度『扁桃病巣疾患診療の手引き』を作成いたしました。口腔・咽頭は、上下に約 20 cm、前後に 10 cm、左右に 5 cm の管腔とそれを取り囲む臓器で成り立ち、人体全体の中でも非常に限られた部位でありますが、食物のみならず様々な体外の物を受け入れ、あるいは拒絶する、人体にとって非常に重要な部位です。その中でも扁桃は、ウイルスや細菌など微生物の体内への侵入を防御する最前線として、全身の免疫反応を惹起する誘導組織の働きを有しています。それと同様に急性扁桃炎などの感染症や扁桃から離れた臓器に反応性の器質的または機能的障害を引き起こす病巣疾患の原因となることも知られております。

　扁桃病巣疾患の概念は、耳鼻咽喉科領域においては古くから広く知られております。しかし、その取り扱いには一定の指針がなく、手術適応は各主治医の判断に任せられているのも事実です。日本口腔・咽頭科学会ではこの問題を解決するために、扁桃病巣疾患診療の手引き作成委員会を立ち上げ、扁桃病巣疾患の疾患概念、病態、診断、治療、各病巣疾患における口蓋扁桃摘出術の治療成績を基礎とした治療指針をまとめ、診療の手引きを作成いたしました。本書により扁桃病巣疾患の包括的な理解が得られ、記載された情報を背景に、各病巣疾患において症例ごとの手術適応を含めた治療方針が提示できると思われます。

　本手引き書の作成にあたり 3 年もの間多大なるご尽力を頂戴した原渕保明、中田誠一、高野賢一担当理事をはじめとする作成委員の先生方に心から御礼申し上げます。本書が適正に使用され、扁桃病巣疾患診療の質の向上に繋がることを切に希望します。

2021 年 6 月

日本口腔・咽頭科学会

理事長　三輪　高喜

はじめに

　扁桃はリンパ組織の最前線に位置し、外界から体内へ侵入する微生物を認識して全身の免疫を誘導する免疫臓器である反面、外界から近く微生物の標的となりやすい感染・炎症臓器でもあります。扁桃病巣疾患はその扁桃が離れた臓器に反応性の器質的または機能的障害を引き起こす、極めてユニークな疾患です。その発症機序に関しては、当初は感染がその病態に関与するとされていましたが、近年の基礎研究の進歩により、現在では感染と免疫の両面を併せ持つ扁桃を原因とした自己免疫・炎症疾患症候群（tonsil-induced autoimmune/inflammatory syndrome：TIAS）として捉える概念が提唱されています。我々耳鼻咽喉科医は、それらの背景を十分理解し、扁桃診療にあたらなければならないと考えます。

　しかし、本疾患概念は各分野に広く浸透しているとはいえません。2011 年に施行したアンケート調査においても、他科のみならず耳鼻咽喉科医師においても、その認識の低さが露見した結果となりました。このことから、実際に外来で診療にあたる耳鼻咽喉科医師に対して、各関連科より紹介された扁桃病巣疾患をどのように診断し、口蓋扁桃摘出術の適応を決定するのかを客観的に示す診療指針が必要と考え、診療の手引きを作成する運びとなりました。

　本手引き書では診断と治療において、特に各病巣疾患における口蓋扁桃摘出術の有効性を網羅的にまとめ、提示しております。さらに、本疾患概念の理解のためには基礎的なエビデンスの構築も不可欠と考え、病因と病態生理の項も追加し、詳細に記載しております。本手引き書にて積極的に口蓋扁桃摘出術を勧める耳鼻咽喉科医師が増え、病巣疾患に悩む患者さんの福音となれば幸いです。

2021 年 6 月

扁桃病巣疾患診療の手引き作成委員会

担当理事　**原渕　保明**

日本口腔・咽頭科学会　扁桃病巣疾患診療の手引き作成委員会

担当理事

原渕　保明　旭川医科大学　耳鼻咽喉科・頭頸部外科（前理事）

中田　誠一　藤田医科大学　ばんたね病院　耳鼻咽喉科（理事）

高野　賢一　札幌医科大学　耳鼻咽喉科・頭頸部外科（理事）

委員長

高原　　幹　旭川医科大学　耳鼻咽喉科・頭頸部外科

委員（順不同）

赤木　博文　岡山市

井下　綾子　順天堂大学　耳鼻咽喉・頭頸科

大堀純一郎　鹿児島大学　耳鼻咽喉科・頭頸部外科

角木　拓也　札幌医科大学　耳鼻咽喉科・頭頸部外科

河野　正充　和歌山県立医科大学　耳鼻咽喉科・頭頸部外科

土井　　彰　高知医療センター　耳鼻咽喉科

平野　　愛　東北大学　耳鼻咽喉・頭頸部外科

山田健太郎　金沢医科大学　耳鼻咽喉科（現　山田耳鼻咽喉科医院）

編集

日本口腔・咽頭科学会

日本口腔・咽頭科学会　理事長

三輪　高喜　金沢医科大学　耳鼻咽喉科（前理事長）

岩井　　大　関西医科大学　耳鼻咽喉科・頭頸部外科（理事長）

■要約

（目的）扁桃病巣疾患の疾患概念・病態・診断・治療を示し、各病巣疾患における口蓋扁桃摘出術の治療成績に関する報告をまとめ、それを基に治療指針を提示する。

（方法）扁桃病巣疾患の疾患概念・病態・診断・治療、各扁桃病巣疾患における口蓋扁桃摘出術の治療成績について文献を網羅的に検索、集積した。

（結果）上記集積結果から、解説文を作成した。口蓋扁桃摘出術の治療成績に関しては要旨や表を作成し、よりわかりやすく表示した。

（結論）扁桃病巣疾患において口蓋扁桃摘出術は有効であり、当科を受診する症例においてその有効性や手術リスクを十分に説明し、手術を提案する。

■作成者

　本書は日本口腔・咽頭科学会が企画・立案し、同学会で発足した扁桃病巣疾患診療の手引き作成委員会により作成され、その後、学会の編集により完成された。

■背景・目的・利用者

　扁桃病巣疾患は「扁桃が原病巣となり、扁桃から離れた臓器に反応性の器質的または機能的障害を引き起こす疾患」と定義され、その治療として口蓋扁桃摘出術が極めて有効である疾患群を呼ぶ。掌蹠膿疱症、IgA 腎症、胸肋鎖骨過形成症を代表的疾患として本誌で取り上げた各疾患が該当する。長らくその病態は不明であったが、近年の基礎研究の進歩により、扁桃における常在菌に対する免疫寛容の破綻がトリガーとなって生じることがわかってきた。よって、本疾患群の扁桃を原因とした自己免疫・炎症疾患症候群（tonsil-induced autoimmune/inflammatory syndrome：TIAS）として捉える概念が提唱されている[1,2]。しかし、本疾患概念は各分野に広く浸透しているとはいえない。2011 年に行ったアンケート調査[3]では皮膚科、腎臓内科医師のみならず耳鼻咽喉科医師においても、その認識の低さが露見した結果となった。したがって、本診療の手引きでは実際に外来で診療にあたる耳鼻咽喉科医師を対象として、各関連科より紹介された扁桃病巣疾患をどのように診断し、手術適応を決定するのかを示した。これらの情報は個々の医師の専門技能や経験に代わるものではないが、判断に迷った際に口蓋扁桃摘出術を勧める資料となることを期待され作成されている。

■作成手順

　本手引き書は、各担当委員が PubMed、医中誌 Web のデータベースを用いて網羅的・系統的に文献検索を行い、各論文の質を評価し、システマティックレビューを行った。検索対象期間は原則 2021 年 1 月までとした。しかし、その後も検索を行い、適宜必要と思われる文献を追加した。各論文の質の評価や、担当委員が作成したシステマティックレビューに関しては委員会内で検討し、修正・加筆を行った。2022 年 1 月に、最終案について日本口腔・咽頭科学会学術委員の評価を受けた。さらに、日本耳鼻咽喉科頭頸部外科学会の評価を受け、修正・加筆を行い、2022 年 4 月に推薦を受けた。

■利益相反（COI：conflict of interest）

　本書は日本口腔・咽頭科学会の事業費によって作成された。日本口腔・咽頭科学会は特定の団体、企業からの支援を受けているものではなく、その作成に製薬会社などの企業の資金は用いられていない。作成に関わったメンバーは、日本口腔・咽頭科学会の規定に従い、利益相反に関する報告書を必要に応じて作成し、適切に対応した。

■今後の予定

　3〜5年後を目途に然るべき手段により本書の臨床現場への浸透状況を評価し、改訂を行う予定である。また、改訂の際には、日本口腔・咽頭科学会のホームページにおいて公開する予定である。

■本手引き書の使い方

　エビデンスに基づく医療（evidence-based medicine：EBM）は現代医療に不可欠であり、EBMは医学的根拠・臨床的技能・患者の価値観の統合である。近年では、医療提供者と患者やその家族が、最善のエビデンスに基づき、患者にとって最良の治療法を選択することの重要性が注目されており、その情報提供として本書は有用である。また、本書は個々の医療者の経験を否定するものではなく、その記載内容を使用者自身が吟味して、自らの経験を加味して最善と考えられる選択がなされるべきである。したがって、本内容は医事紛争や医療訴訟における判断基準を示すものではない。

■パブリックコメント

　公開に先立ち、日本口腔・咽頭科学会のホームページにおいて、パブリックコメントを募集した。さらに、扁桃病巣疾患の診療を専門とする皮膚科、腎臓内科、膠原病・リウマチ内科、整形外科、小児科の諸先生に個別に本案に対するパブリックコメントを依頼した。以下に依頼者を示す。

氏　名	所　属
小林　里実	社会福祉法人 聖母会 聖母病院 皮膚科部長
小林　茂人	学校法人順天堂大学医学部附属 順天堂越谷病院 病院補佐 特任教授
鈴木　祐介	学校法人順天堂大学医学部附属 順天堂医院 腎・高血圧内科 教授
辻　　成佳	公益財団法人 日本生命済生会 日本生命病院整形外科・リハビリテーション科・乾癬センター
堀田　　修	医療法人モクシン堀田 修クリニック 院長
山本　俊幸	公立大学法人福島県立医科大学 医学部 皮膚科学 教授
永野千代子	医療法人モクシン堀田 修クリニック 在宅診療主任部長

（敬称略、五十音順）

　コメントに対してはその対応を本委員会で協議し訂正・加筆を行った。

引用文献

1）Harabuchi Y, Takahara M. Recent advances in the immunological understanding of association between tonsil and immunoglobulin A nephropathy as a tonsil-induced autoimmune/inflammatory syndrome. Immun Inflamm Dis 2019; 7: 86-93.
2）Harabuchi Y, Takahara M. Pathogenic role of palatine tonsils in palmoplantar pustulosis: A review. J Dermatol 2019; 46: 931-939.
3）長門利純, 高原　幹, 岸部　幹, 他：他科からみた扁桃摘出術のクリニカルエビデンス 扁桃病巣疾患における扁桃摘出術についてのアンケート調査. 口咽科 2012：25：61-71.

本書における主要な略語一覧

アラビア数字
16S ribosomal RNA：**16S rRNA**　16S リボソーム RNA

A
activity index：AI　急性変化
A proliferation-inducing ligand：APRIL
anti-streptokinase：ASK　抗ストレプトキナーゼ抗体価
anti-streptolysin O antibody：ASO　抗ストレプトリジン-O 抗体価

B
B-cell activating factor：BAFF
bronchus-associated lymphoid tissue：BALT　気管支関連リンパ組織
Beta-1 integrin：β1 インテグリン

C
chronicity index：CI　慢性変化
chemokine receptor 6：CCR6
conflict of interest：COI　利益相反
cutaneous lymphocyte antigen：CLA　皮膚リンパ球抗原
cytotoxic T-lymphocyte-associated antigen 4：CTLA-4
CX3C chemokine receptor 1：CX3CR1

D
damage-associated molecular patterns：DAMPs
deoxycytidyl-deoxyguanosine oligodeoxynucleotide：CpG-ODN

E
epipharyngeal abrasive therapy：EAT　上咽頭擦過療法
evidence-based medicine：EBM　エビデンスに基づく医療
end stage kidney disease：ESKD　末期腎不全

F
follicular helper T cells：Tth　濾胞ヘルパー T 細胞

G
gut-associated lymphoid tissue：GALT　腸管関連リンパ組織

H
Haemophilus parainfluenzae：HP　パラインフルエンザ菌
heat-shock protein：HSP　熱ショック蛋白質

I
IgA nephropathy：IgAN　IgA 腎症
inducible T-cell co-stimulator：ICOS
interferon-gamma：IFN-γ
interleukin-6：IL-6

L
lympho-epithelial symbiosis：LES　リンパ上皮共生部

M
magnetic resonance imaging：MRI　磁気共鳴画像
mucosa-associated lymphoid tissue：MALT　粘膜関連リンパ組織
macrophage-stimulating factor：M-CSF　マクロファージコロニー刺激因子

N
nasopharyngeal-associated lymphoid tissue：NALT　鼻咽腔関連リンパ組織

P
palmoplantar pustulosis area and severity index：PPPASI
palmoplantar pustulosis：PPP　掌蹠膿疱症
pathogen-associated molecular patterns：PAMPs
periodic fever, aphthous stomatitis, pharyngitis, and cervical adenitis syndrome：PFAPA syndrome
PFAPA 症候群
psoriasis area and severity index：PASI
psoriasis disability index：PDI
psoriasis life stress inventory：PLSI
pustulotic arthro-osteitis：PAO　掌蹠膿疱症性骨関節炎

R
randomized controlled trial：RCT　無作為化比較試験
recurrent tonsillitis：RT　反復性扁桃炎
renin-angiotensin system：RAS　レニン-アンジオテンシン系
rheumatoid factor：RF　リウマトイド因子

S
sternocostoclavicular hyperostosis：SCCH　胸肋鎖骨過形成症
syndrome acne-pustulosis-hyperostosis-osteitis：SAPHO　痤瘡-膿疱症-骨過形成-骨炎症候群
synovitis, acne, pustulosis, hyperostosis, osteitis syndrome：SAPHO syndrome　SAPHO 症候群
supportive periodontal therapy：SPT

T
T-cell receptor：TCR　T 細胞受容体
toll-like-receptor：TLR
tonsil-induced autoimmune/inflammatory syndrome：TIAS　自己免疫・炎症疾患症候群
tumor necrosis factor-alpha：TNF-α

V
vascular cell adhesion molecule：VCAM1

日本語
口蓋扁桃摘出術：**扁摘**
口蓋扁桃摘出術＋ステロイドパルス療法：**扁摘パルス療法**
溶血性レンサ球菌：**溶連菌**

目　次

第1章

総　論

Ⅰ 扁桃の構造と機能

（1）構造

　口蓋扁桃は口蓋舌弓と口蓋咽頭弓の間の凹窩である扁桃洞に存在する。アデノイド（咽頭扁桃）や耳管扁桃、舌扁桃および咽頭側壁リンパ濾胞とともに、咽頭において環状に存在し、ワルダイエル咽頭輪を形成する（図1）[1]。口蓋扁桃はワルダイエル咽頭輪の中で最も大きく、臨床的にも重要であるため、一般に扁桃といえば口蓋扁桃を指す場合が多い[2]。その解剖学的位置から上気道における最初の砦として鼻腔、口腔から侵入する細菌やウイルスなどに対して防御的機能を有し、免疫臓器として粘膜関連リンパ組織（mucosa-associated lymphoid tissue：MALT）における上気道を担当する鼻咽頭関連リンパ組織（nasopharyngeal-associated lymphoid tissue：NALT）に属する[3]。

　口蓋扁桃には末梢リンパ節と異なり輸入リンパ管がない。口蓋扁桃の表面は非角化型扁平上皮で覆われ、この上皮は扁桃内に枝分かれして奥深く入り込み、陰窩と呼ばれる構造を形成している（図2）。この陰窩構造により、扁桃の表面積は他の咽頭粘膜全体の約6倍となっている。陰窩先端の盲端部には陰窩上皮と扁

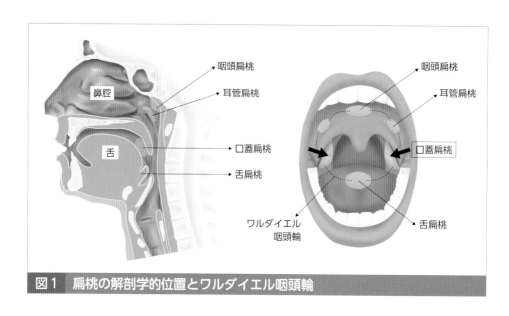

図1　扁桃の解剖学的位置とワルダイエル咽頭輪

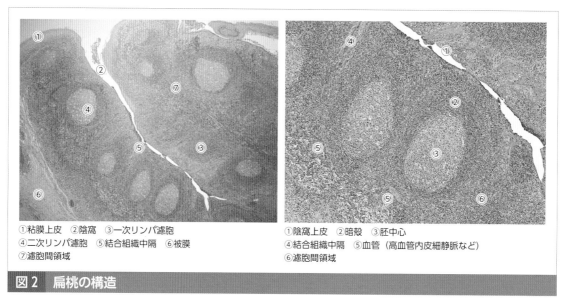

①粘膜上皮　②陰窩　③一次リンパ濾胞
④二次リンパ濾胞　⑤結合組織中隔　⑥被膜
⑦濾胞間領域

①陰窩上皮　②暗殻　③胚中心
④結合組織中隔　⑤血管（高血管内皮細静脈など）
⑥濾胞間領域

図2　扁桃の構造

桃実質内のリンパ球が混在する部位があり、これはリンパ上皮共生部位と呼ばれ扁桃に特徴的な構造である（図3)[4-6]。リンパ上皮共生部位にはM細胞（microfold cells）、マクロファージや樹状細胞などの抗原提示細胞や二次免疫応答の主体をなすメモリーB細胞が分布している。また、種々の細胞接着分子や数多くのサイトカインも発現しており、陰窩内に侵入した外来抗原に対し活発に免疫反応を起こし、扁桃における抗原認識の開始点となる。

　リンパ上皮共生部位の深部は扁桃実質となり、末梢リンパ節と同様にリンパ濾胞と濾胞間領域からなる。リンパ濾胞は暗殻と胚中心から構成される（図2、3)。暗殻は陰窩側に向かって発達しているのが特徴で、その形状からcap-zoneとも呼ばれ、暗殻の深部には胚中心が存在する（図2)。暗殻には小型の成熟（休止期）B細胞が存在する。暗殻と胚中心の境界には濾胞ヘルパーT細胞（follicular helper T cells：Tfh）が帯状に分布している[6]。抗原提示を得ることによって活性化されたTfhにより暗殻の休止期B細胞はアポトーシスを免れ、活性化し、胚中心へ移動する。胚中心B細胞はクラススイッチを経て、免疫芽球へ分化、体細胞超変異（somatic hypermutation）により抗体の多様性を得る。胚中心には抗原提示細胞の一種である濾胞樹状細胞やマクロファージが存在し、多様性B細胞の選択、親和性の成熟が行われる。このようにしてB細胞は濾胞内で分化、成熟し一部はメモリーB細胞となって再度暗殻あるいは濾胞間へ移動し、一部は免疫グロブリン前駆細胞となって上皮下や濾胞間へ分布する（図3)[3,6]。

　濾胞間領域には、主にCD4[+]T細胞、免疫グロブリン前駆細胞、形質細胞、成熟樹状細胞、高血管内皮細静脈などが分布する。上皮を経た抗原は濾胞間領域の樹状細胞に取り込まれ、CD4[+]T細胞に抗原提示を行う[7]。一部は濾胞に移動し、Tfhとなって上述した一連の濾胞内免疫反応を担う[8]。高血管内皮細静脈はナイーブT細胞などの扁桃への流入、または形質細胞などの流出の起点となり、その出入は接着因子やケモカインなどにより厳密に調節されている[9]。

（2）機能

　扁桃リンパ球はマイトジェンの非存在下で培養しても、増殖反応がみられ活発なDNA合成を示す[10]とともに、IgG、IgAなどの免疫グロブリンの高い産生能を有する[8]。このことから、扁桃には末梢血や末梢リンパ節とは異なり、活性化リンパ球が豊富に存在していることがわかる。また、扁桃リンパ球は肺炎球菌やインフルエンザ菌などの起炎菌や上気道から侵入するダニやウイルスなどの抗原で刺激すると活性化反応を

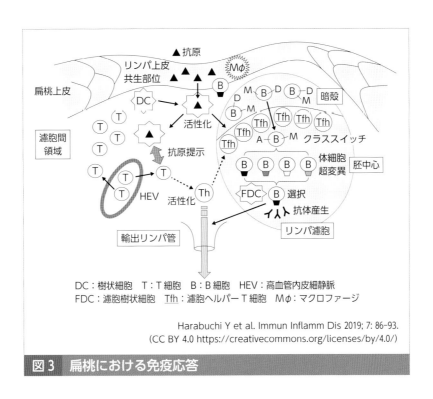

DC：樹状細胞　T：T細胞　B：B細胞　HEV：高血管内皮細静脈
FDC：濾胞樹状細胞　Tfh：濾胞ヘルパーT細胞　Mφ：マクロファージ

Harabuchi Y et al. Immun Inflamm Dis 2019; 7: 86-93.
(CC BY 4.0 https://creativecommons.org/licenses/by/4.0/)

図3　扁桃における免疫応答

示すが[9,11]、α溶血性レンサ球菌などの扁桃常在菌に対しては活性化反応を示さない[12]。

　気道粘膜免疫の主役となるのは分泌型 IgA であり、MALT が誘導する。MALT には扁桃が属する NALT 以外に気管支関連リンパ組織（bronchus-associated lymphoid tissue：BALT）、消化管系の腸管関連リンパ組織（gut-associated lymphoid tissue：GALT）などがある。抗原特異的分泌型 IgA は抗原を認識しリンパ球を活性化する誘導組織と、実際に分泌型 IgA を産生する実効組織の両者が機能し合って誘導される[13,14]。誘導組織である MALT で活性化された IgA 産生前駆細胞は、その MALT では IgA を産生する形質細胞にはならず、所属リンパ節を経て全身循環に乗り、抗原が侵入した部位の実効組織へ到着し、そこで初めて分泌型 IgA を産生、分泌するようになる[15]。粘膜免疫応答はその実効組織に近接する誘導組織を介することでより強く認識されることが明らかにされている[16]。

　扁桃局所に破傷風ワクチンを感作すると、扁桃には特異的抗体を産生する前駆細胞が数多く出現し、その後血清や咽頭分泌中に抗体が検出されるようになる[17]。これらの所見から、扁桃は生体内で咽頭に存在する菌やウイルスにすでに感作され活性化状態にあり、抗原刺激によってメモリー B 細胞や免疫グロブリン前駆細胞を咽頭や全身に送り出す働きをしていること、すなわち上気道粘膜免疫機構において誘導組織としての機能を有していると考えられる[6]。

（山田　健太郎）

引用文献

1）山中　昇．Q-7　扁桃の構造的特徴は？　形浦昭克（編）．扁桃 50 の Q and A．東京：南山堂；1988：15-17.
2）岸部　幹．免疫における扁桃の役割．JOHNS 2013：29：353-356.
3）原渕保明．扁桃とアデノイドの免疫学的機能とその異常　中耳及び IgA 腎症とのかかわり．小児診療 2002：65：1487-1495.
4）朝倉光司．扁桃の臨床解剖—形態．形浦昭克（編）．今日の扁桃学．東京：金原出版；1999：38-44.
5）Feriotti A. Die Gaumenmandel. Darstellung der biologie und Psysiopatholodie. Stuttgart: Georg Thieme Verlag; 1961.
6）Harabuchi Y, Takahara M. Recent advances in the immunological understanding of association between tonsil and immunoglobulin A nephropaty as a tonsil-induced autoimmune/inflammatory syndrome. Immun Inflamm Dis 2019; 7: 86-93.
7）Nave H, Gebert A, Pabst R. Morphology and immunology of the human palatine tonsil. Anat Embryol (Berl) 2001; 204: 367-373.
8）氷見徹夫，高野賢一，亀倉隆太，他．扁桃・アデノイドの基礎知識と手術治療に関連する問題点．日耳鼻 2016：119：701-712.
9）Paganelli R, Levinsky RJ. Differences in specific antibody responsers of human tonsillar cells to an oral and a parenteral antigen. Scand J Immunol 1981; 14: 353-358.
10）Yamanaka N, Kobayashi K, Himi T, et al. Spontaneous DNA synthesis in tonsillar lymphocytes and its clinical implications. Acta Otolaryngol 1983; 96: 181-187.
11）Harabuchi Y, Hamamoto M, Shirasaki H, et al. Specific immune response of the adenoids to a respiratory antigen. Am J Otolaryngol 1989; 10: 138-142.
12）Murakata H, Harabuchi Y, Kataura A. Increased interleukin-6, interferon-gamma and tumour necrosis factor-alpha production by tonsillar mononuclear cells stimulated with alpha-streptococci in patients with pustulosis palmaris et plantaris. Acta Otolaryngol 1999; 119: 384-391.
13）McGhee JR, Kiyono H. Mucosal immunity to vaccines: current concepts for vaccine development and immune response analysis. Adv Exp Med Biol 1992; 327: 3-12.
14）妻鹿純一，田口　隆，清野　宏．消化管免疫　経口免疫による IgA 応答と寛容の成立　その分子・細胞機構と臨床応用．Med Immunol 1993：25：281-290.
15）清野　宏，岡田和也．他領域からのトピックス　粘膜免疫システム　生体防御の最前線．日耳鼻 2011：114：843-850.
16）Kurono Y, Yamamoto M, Fujihashi K, et al. Nasal immunization induces *Haemophilus influenzae*-specific Th1 and Th2 responses with mucosal IgA and systemic IgG antibodies for protective immunity. J Infect Dis 1999; 180: 122-132.
17）Quiding-Järbrink M, Granström G, Nordström I, et al. Induction of compartmentalized B-cell responses in human tonsils. Infect Immun 1995; 63: 853-857.

II 疾患概念・歴史

(1) 疾患概念

　扁桃病巣疾患とは「扁桃が原病巣となり、扁桃から離れた臓器に反応性の器質的または機能的障害を引き起こす疾患」をいう。「病巣性扁桃炎」、「扁桃病巣感染症」という呼称が使用されていたこともあるが、その病態は感染症ではなく自己免疫学的機序が明らかになってきているため、最近では「扁桃病巣疾患」と呼ばれるようになっている。また近年の研究成果より、発生機序が細菌 DNA やウイルス DNA などの PAMPs（pathogen-associated molecular patterns）や heat shock protein（HSP）などの DAMPs（damage-associated molecular patterns）が扁桃を介してアジュバントとして働く自己免疫・炎症疾患症候群であることが明らかとなってきたことから tonsil-induced autoimmune/inflammatory syndrome（TIAS）[1,2]という概念が提唱されている。

(2) 歴史

　病巣疾患の歴史は古く、紀元前 650 年には楔状文書に王の病気と齲歯の関係について記載され、さらにヒポクラテスは口腔疾患と関節リウマチとの関係を述べている。本症の病態として当初は病原巣の感染から波及した敗血症に起因する細菌そのもの、または細菌から生じる毒素が遠隔臓器に障害を及ぼすと考えられていた。このことから、20 世紀の初めまでは β 溶血性レンサ球菌（溶連菌）感染後の糸球体腎炎、リウマチ熱、急性関節リウマチ、心内膜炎、心筋炎などのリウマチ関連疾患が扁桃病巣疾患として認識されていた。しかし、抗菌薬の普及により β 溶連菌感染症が減少するにつれ、二次疾患の様相も変化がみられるようになった。現在、掌蹠膿疱症[3]、胸肋鎖骨過形成症[3]および IgA 腎症[4-6]は口蓋扁桃摘出術（以下扁摘）の極めて高い有効性が報告されている。これらの 3 大疾患の他に、乾癬性疾患[7 9]、IgA 血管炎[10]、反応性関節炎[11]、PFAPA（periodic fever, aphthous stomatitis, pharyngitis, and cervical adenitis）症候群[12]などの中には扁摘が著効を呈した症例[13]も数多く報告されている。

(3) 本邦での扁桃研究

　扁桃病巣疾患の機序を解明する試みは、本邦では世界のトップランナーとして多くの研究者が携わってきた。1963 年、日本扁桃研究会が発足し、扁桃病巣疾患の臨床像や病態の解明に中心的役割を果たし、1993 年の統合後は日本口腔・咽頭科学会がその役割を引き継いでいる。本邦の扁桃研究は海外からも高く評価されており、1978 年に第 1 回国際扁桃シンポジウムが京都で開催されたのを最初に、第 3 回（1995 年、札幌）、第 5 回（2003 年、和歌山）、第 7 回（2010 年、旭川）、と計 4 回にわたって本邦にて行われている。日本耳鼻咽喉科学会の宿題報告としても 1961 年に野坂保次教授（熊本大学）、1971 年に猪初男教授（新潟大学）、1986 年に形浦昭克教授（札幌医科大学）がその研究成果を報告している。

（山田　健太郎）

引用文献

1) Harabuchi Y, Takahara M. Recent advances in the immunological understanding of association between tonsil and immunoglobulin A nephropathy as a tonsil-induced autoimmune/inflammatory syndrome. Immun Inflamm Dis 2019; 7: 86-93.
2) Harabuchi Y, Takahara M. Pathogenic role of palatine tonsils in palmoplantar pustulosis: A review. J Dermatol 2019; 46: 931-939.
3) Takahara M, Hirata Y, Ngato T, et al. Treatment outcome and prognostic factors of tonsillectomy for palmoplantar pustulosis and pustulotic arthro-osteitis: A retrospective and objective quantitative analysis of 138 patients. J Dermatol 2018; 45: 812-823.
4) Hotta O, Miyazaki M, Furuta T, et al. Tonsillectomy and steroid pulse therapy significantly impact on clinical remission in patients with IgA rephropathy. Am J Kidney Dis 2001; 38: 736-743.

5) Kawamura T, Yoshimura M, Miyazaki Y, et al. A multicenter randomized controlled trial of tonsillectomy combined with steroid pluse therapy in patients with immunoglobulin A nephropathy. Nephrol Dial Transplant 2014; 29: 1546-1553.

6) Komatsu H, Sato Y, Miyamoto T, et al. Significance of tonsillectomy combined with steroid pluse therapy for IgA nephropathy with mild proteinuria. Clin Exp Nephrol 2016; 20: 94-102.

7) Thorleifsdottir RH, Sigurdardottir SL, Sigurgeirsson B, et al. Improvement of psoriasis after tonsillectomy is associated with a decrease in the frequency of circulating T cells that recognize streptococcal determinants and homologous skin determinants. J Immunol 2012; 188: 5160-5165.

8) Wu W, Debbaneh M, Moslehi H, et al. Tonsillectomy as a treatment for psoriasis: a review. J Dermatolog Treat 2014; 25: 482-486.

9) Simões JF, Ribeiro J, Ferreira BR, et al. The role of tonsillectomy in psoriasis treatment. BMJ Case Rep 2015; 2015: bcr2014206899.

10) Inoue CN, Chiba Y, Morimoto T, et al. Tonsillectomy in the treatment of pediatric Henoch-Schönlein nephritis. Clin Nephrol 2007; 67: 298-305.

11) Kobayashi S, Tamura N, Akimoto T, et al. Reactive arthritis induced by tonsillitis. Acta Otolaryngol Suppl 1996; 523: 206-211.

12) Peridis S, Pilgrim G, Koudoumnakis E, et al. PFAPA syndrome in children: a meta-analysis on surgical versus medical treatment. Int J Pediatr Otorhinolaryngol 2010; 74: 1203-1208.

13) Harabuchi Y. Clinical manifestation and pathogenesis of tonsillar focal diseases: IgA nephropathy and palmoplantar pustulosis. Adv Otorhinolaryngol 2011; 72: 1-5.

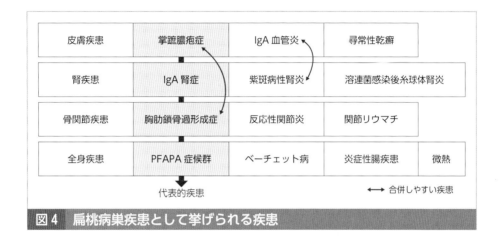

Ⅲ 扁桃病巣疾患として挙げられる疾患

　扁桃病巣疾患として挙げられる疾患は多様である（図4）[1]。その中で特に口蓋扁桃摘出術（以下扁摘）の高い有効性が示されている疾患は掌蹠膿疱症、胸肋鎖骨過形成症、IgA 腎症であり、代表的な扁桃病巣疾患として確立している。これらの疾患の他に尋常性乾癬、滴状乾癬、IgA 血管炎、結節性紅斑などの皮膚疾患、紫斑病性腎炎や溶連菌感染後糸球体腎炎などの腎疾患、PFAPA（periodic fever, aphthous stomatitis, pharyngitis, and cervical adenitis）症候群、ベーチェット病、炎症性腸疾患、微熱などの炎症性疾患、関節リウマチや反応性関節炎などの骨疾患などの中に扁摘が著効した症例が報告されている。各疾患の詳細に関しては、各論に記載されているのでご参照願いたい。

（高原　幹）

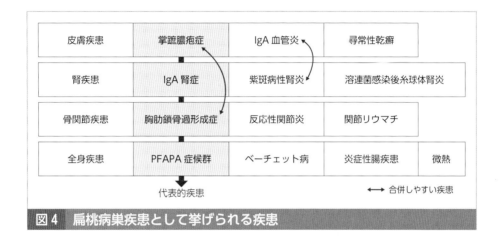

図4　扁桃病巣疾患として挙げられる疾患

引用文献

1) 高原　幹, 原渕保明. 耳鼻咽喉科における病巣感染症 up date —扁桃・副鼻腔疾患を中心に— 扁桃病巣疾患に対する扁桃摘出術の適応と効果. ENTONI 2012；146：32-42.

Ⅳ 病因・病態生理

（1）掌蹠膿疱症

①掌蹠膿疱症とは

　掌蹠膿疱症（palmoplantar pustulosis：PPP）は、主に手掌と足蹠に限局して、無菌性膿疱が寛解と増悪を繰り返し、紅斑、鱗屑を伴い経過する慢性・難治性の皮膚疾患である。1934 年に米国の皮膚科医であるAndrews[1]らが扁桃を主とした病巣除去による顕著な皮疹改善効果を報告し、それ以降、本疾患は代表的な扁桃病巣疾患の一つとされている。本邦では、1965 年に齋藤ら[2]が PPP 患者において口蓋扁桃摘出術（以下、扁摘）を施行した症例を報告し、以降 PPP における扁摘の極めて高い有効性が多数報告されている。

②掌蹠膿疱症扁桃における抗原認識

　扁桃の陰窩上皮にはリンパ上皮共生部（lympho-epithelial symbiosis：LES）が存在し、網状構造を呈した陰窩上皮細胞間にリンパ球が混在し、両細胞が密接にコンタクトを取ることで咽頭に侵入した外来抗原に対して抗原認識を行っている。PPP 患者の扁桃の LES では反復性扁桃炎（recurrent tonsillitis：RT）患者の扁桃の LES と比較すると陰窩上皮層が肥厚・拡大しており、陰窩上皮細胞が胚中心を全周性に取り囲むcircular lymphoepithelial lesion with germinal center が多数認められたと報告されている[3]。また、PPP 患者より得られた初代培養扁桃陰窩上皮細胞は RT での上皮細胞と比較して IL-6 の産生能が高く、扁桃 B 細胞の活性化に関与することが報告されている[4]。これらのことから、PPP の口蓋扁桃では活発な抗原認識と免疫反応が行われていると推測される。

③掌蹠膿疱症扁桃における常在菌への過剰免疫応答

　PPP 扁桃では、常在菌への過剰免疫応答が報告されている。PPP 患者の血清中や扁桃リンパ球の培養上清中には常在菌である α 溶血性レンサ球菌（溶連菌）に対する抗体価がしばしば高値を示し、さらに α 溶連菌抗原存在下にて PPP 患者の扁桃リンパ球を培養すると TNF-α、IFN-γ、IL-6 の産生が亢進することが報告されている[5]。そのため、PPP 扁桃リンパ球は恒常的に活性化状態にあり、マイトジェンの非存在下でも 3H-チミジンの取り込みが高く[6]、扁桃 T 細胞上には CD25 や HLA class Ⅱ などの活性化マーカーが高発現している[7,8]。その活性化の要因として副刺激分子 cytotoxic T-lymphocyte antigen 4（CTLA-4）、inducible T-cell co-stimulator（ICOS）、transforming growth factor beta（TGF-β）、刺激伝達物質 Smad7 の発現異常が報告されている[8,9]。

④掌蹠膿疱症扁桃における抗体産生

　PPP の扁桃上皮は IL-6 を過剰産生し、B 細胞の活性化と自己抗体の産生を促す可能性がある[4]。熱ショック蛋白質（heat shock protein：HSP）は α 溶連菌と皮膚との共通抗原であり、ストレス環境下で産生される蛋白質である。PPP においてこの HSP が注目されており、HSP-65 は PPP 患者血清中で高値となっていること[10]、PPP 患者の皮膚と扁桃リンパ球を移植した SCID マウスにて血清ヒト抗 HSP65-IgG 抗体価が高い傾向にあることが報告されている[11]。その他、PPP 患者血清では抗ケラチン抗体が高値を示し、扁摘後に下降すること[12]や末梢血での抗ケラチン抗体産生細胞数が扁摘後皮疹改善度と相関があること[13]が報告されており、ケラチンも溶連菌と皮膚の共通抗原の候補と考えられている。

⑤掌蹠膿疱症扁桃 T 細胞の皮膚へのホーミング

　PPP の扁桃リンパ球が掌蹠皮膚に遊走することはすでに上述した山中ら[11,14]の SCID マウスの実験にて実証されている。一般に細胞が血管外に遊走するためには、①細胞の血管内皮上でローリング、②内皮への強

固な接着、③血管外遊走、の 3 つの段階が必要であり、ローリングには皮膚リンパ球抗原（cutaneous lymphocyte antigen：CLA）、接着には β1 インテグリン、遊走にはケモカインレセプターである CCR6 が関与している。PPP 患者の扁桃 T 細胞では CLA、β1 インテグリン、CCR6 の発現が亢進しているとの報告があり[15-17]、さらに扁摘前後で比較すると、扁摘後の末梢血ではそれらの T 細胞が有意に低下することも示されている[15-17]。また、PPP の病巣皮膚では CLA、β1 インテグリン、CCR6 陽性 T 細胞が数多く浸潤し、標的臓器となる病巣皮膚自体では CCR6 に対応するケモカインである CCL20 の発現が亢進しており、皮下には CLA のリガンドである E-セレクチン、β1 インテグリンのリガンドである vascular cell adhesion molecule（VCAM）-1 を発現する微小血管の存在が確認されている[15-17]。

⑥扁桃を中心とした掌蹠膿疱症の発症機序

　以上から、扁桃における常在菌に対する免疫応答の異常により扁桃 B 細胞が活性化し、皮膚に共通抗原性のある HSP やケラチンなどに対する抗体産生を誘導、また、扁桃 T 細胞上の CLA、β1 インテグリン、CCR6 発現が亢進し、活性化した扁桃 T 細胞が末梢血を介して病巣皮膚にホーミングしている可能性が示唆される（**図 5**）[18]。

（角木　拓也）

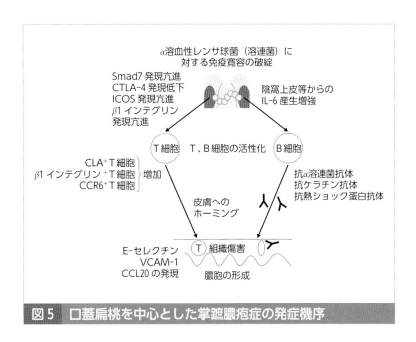

図 5　口蓋扁桃を中心とした掌蹠膿疱症の発症機序

引用文献

1）Andrews GC, Birkman FW, Kelly RJ. Recalcitrant pustular eruptions of the palms and soles. Arch Derm Syphilol 1934; 29: 548-562.
2）齋藤英雄, 冨田　寛, 吉川昌三, 他. 扁桃と皮膚疾患. 日扁桃研会誌 1965；5：94-96.
3）小柴　茂, 氷見徹夫. 掌蹠膿疱症（PPP）における扁桃陰窩上皮細胞の解析. 口咽科 2011；24：91-96.
4）Koshiba S, Ichimiya S, Nagashima T, et al. Tonsillar crypt epithelium of palmoplantar pustulosis secretes interleukin-6 to support B-cell development via p63/p73 transcription factors. J Pathol 2008; 214: 75-84.
5）Murakata H, Harabuchi Y, Kataura A. Increased interleukin-6, interferon-gamma and tumour necrosis factor-alpha production by tonsillar mononuclear cells stimulated with alpha-streptococci in patients with pustulosis palmaris et plantaris. Acta Otolaryngol 1999; 119: 384-391.
6）Yamanaka N, Kobayashi K, Himi T, et al. Spontaneous DNA synthesis in tonsillar lymphocytes and its clinical implications. Acta Otolaryngol 1983; 96: 181-187.
7）上田征吾, 高原　幹, 原渕保明. PROGRESS：掌蹠膿疱症診療と研究の最新動向・トピックス 扁桃摘出をめぐる現況. PPP フロンティア 2016；1：34-39.
8）Takahara M, Kishibe K, Nozawa H, et al. Increase of activated T-cells and up-regulation of Smad7 without elevation of TGF-beta expression in tonsils from patients with pustulosis palmaris et plantaris. Clin Immunol 2005; 115: 192-199.
9）Sakiyama H, Kobayashi S, Dianzani U, et al. Possible involvement of T cell co-stimulation in pustulosis palmaris et plantaris via the induction of inducible co-stimulator in chronic focal infections. J Dermatol Sci 2008; 50: 197-207.
10）Izaki S, Goto Y, Kaburagi Y, et al. Antibody production to heat shock proteins with Mr 65 kD (HSP65) in cutaneous inflammation: a possible relation to focal infection. Acta Otolaryngol Suppl 1996; 523: 197-200.
11）Hayashi M, Fujihara K, Beder LB, et al. Pathogenic role of tonsillar lymphocytes in associated with HSP60/65 in pustulosis palmaris et plantaris. Auris Nasus Larynx 2009; 36: 578-585.
12）Yamanaka N, Shido F, Kataura A. Tonsillectomy-induced changes in anti-keratin antibodies in patients with pustulosis palmaris et

plantaris: a clinical correlation. Arch Otorhinolaryngol 1989; 246: 109-112.

13) Tanimoto Y, Fukuyama S, Tanaka N, et al. Presence of keratin-specific antibody-forming cells in palatine tonsils of patients with pustulosis palmaris et plantaris (PPP) and its correlation with prognosis after tonsillectomy. Acta Otolaryngol 2014; 134: 79-87.

14) Yamanaka N, Yamamoto Y, Kuki K. Engraftment of tonsillar mononuclear cells in human skin/SCID mouse chimera--validation of a novel xenogeneic transplantation model for autoimmune diseases. Microbiol Immunol 2001; 45: 507-514.

15) Nozawa H, Kishibe K, Takahara M, et al. Expression of cutaneous lymphocyte-associated antigen (CLA) in tonsillar T-cells and its induction by *in vitro* stimulation with alpha-streptococci in patients with pustulosis palmaris et plantaris (PPP). J Clin Immunol 2005; 116: 42-53.

16) Yoshizaki T, Bandoh N, Ueda S, et al. Up-regulation of CC chemokine receptor 6 on tonsillar T cells and its induction by *in vitro* stimulation with alpha-streptococci in patients with pustulosis palmaris et plantaris. Clin Exp Immunol 2009; 157: 71-82.

17) Ueda S, Takahara M, Tohtani T, et al. Up-regulation of β1 integrin on tonsillar T cells and its induction by *in vitro* stimulation with α-streptococci in patients with pustulosis Palmaris et Plantaris. J Clin Immunol 2010; 30: 861-871.

18) Harabuchi Y, Takahara M. Pathogenic role of palatine tonsils in palmoplantar pustulosis: A review. J Dermatol 2019; 46: 931-939.

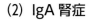

(2) IgA 腎症

① IgA 腎症とは

IgA 腎症は本邦における慢性糸球体腎炎の 30～40% を占め、無治療の場合には 20 年で約 40% が末期腎不全に陥るとされる[1]。病理学的にはメサンギウム領域への IgA の沈着を認め、メサンギウム細胞の増殖性変化と基質の増加を生じる。膠原病、炎症性腸疾患、悪性腫瘍、感染症などによる二次性 IgA 腎症の存在や[2,3]、家族性 IgA 腎症の存在も報告されており[4-6]、その臨床像、病理所見も多様である。したがって本症は単一の疾患ではなく、疾患群である可能性が示唆され、その病因についての全容は未だ明らかではない。

② IgA 腎症における粘膜免疫と骨髄の関連

IgA 腎症は上気道感染後に腎炎の増悪を認めることから、上気道粘膜免疫の病態への関与が想定されていた。実際、IgA 腎症患者の糸球体沈着 IgA は粘膜型多量体であり[7,8]、血清にも増加が認められ[9]、関与を裏付ける証拠となっている。一方、IgA 腎症患者に正常人の骨髄移植をすると腎症が改善するが[10]、IgA 腎症患者に腎移植をしても再発率が高いことが知られている[11]。また、実験的にも IgA 腎症の自然発症マウスの骨髄を正常マウスに移植すると IgA 腎症が再現されることが報告されている[12]。これらのことから、扁桃を含めた粘膜から骨髄に至る粘膜型 IgA の産生分泌経路全体が IgA 腎症の病態に関与している可能性が示唆されている。IgA には IgA1 と IgA2 のサブクラスがあるが、IgA 腎症患者の糸球体に沈着する IgA はヒンジ部の糖鎖結合に異常のある糖鎖不全 IgA1 が主である[13,14]。糖鎖不全 IgA1 は免疫複合体を形成、あるいは自己凝集しメサンギウムに沈着する。これによりメサンギウム細胞の活性化を引き起こし、細胞増殖、基質増加などの糸球体病変を惹起すると考えられている。

③ IgA 腎症における口蓋扁桃での過剰免疫応答

IgA 腎症患者血清では常在菌である *H. parainfluenzae*（HP）に対する特異的 IgA 抗体が有意に上昇し、その腎組織には HP 抗原が存在する[15]。また、患者の扁桃リンパ球を HP 外膜抗原で刺激すると IgA が過剰産生することが報告されている[16]。したがって、IgA 腎症患者の扁桃では常在菌に対する免疫寛容が破綻し、過剰な免疫応答が生じている可能性が示唆される。細菌やウイルスの抗原構造を認識し生体防御に働く分子である toll-like-receptor（TLR）の関与も報告されている。細菌由来 DNA に含まれる CpG-ODN（deoxycytidyl-deoxyguanosine oligodeoxynucleotide）は TLR-9 のリガンドとなり自然免疫応答を誘導するが、IgA 腎症モデルマウスに CpG-ODN を鼻腔内投与すると、血清 IgA の増加と糸球体への沈着増強を伴う腎症の増悪を認める[17]。また、臨床的にも扁桃における TLR-9 の高発現群では扁摘＋ステロイドパルス療法の効果が高いことが報告されている[18]。

④ IgA 腎症における口蓋扁桃での IgA 産生亢進

IgA 腎症扁桃単核球は polymeric IgA を過剰に産生し[19]、扁摘後有意に血清 IgA 値が低下する[20]ことから、扁桃由来の IgA が腎炎に関与している可能性が高い。TLR 群の粘膜における活性化は B-cell activating factor（BAFF）や a proliferation-inducing ligand（APRIL）といったサイトカインを介して T 細胞非依存的に B 細胞の IgA へのクラススイッチを誘導する[21]。実際、IgA 腎症扁桃単核球への CpG-ODN 刺激にて BAFF や APRIL の過剰産生が認められ、IgA の産生亢進を促すことが報告されている[22,23]。さらに、IgA 腎症扁桃の免疫染色にて APRIL は通常では発現しない胚中心 B 細胞にも確認されており、特殊な抗体産生機構の可能性を示し大変興味深い[24]。糖鎖不全 IgA に関しても、糖修飾酵素の発現低下が IgA 腎症扁桃において認められたとの報告があり[25]、その発生母地が扁桃である可能性がある。上述した BAFF は Bcl-2 を介して糖鎖不全 IgA の産生を亢進させることが報告されており[26,27]、IgA 腎症扁桃での CpG-ODN による過剰免疫応答が IgA の量的および質的異常に関与している可能性がある。

⑤ IgA 腎症における口蓋扁桃における T 細胞の関与

　近年、IgA 腎症の病態に関して、尿細管間質への T 細胞の浸潤も腎炎の発症、進行に関与していることが明らかになっている[28]。IgA 腎症での腎浸潤 T 細胞は 20 種ある T 細胞受容体（T-cell receptor：TCR）Vβ レパトア内で Vβ6、8 の発現が高いことが報告されている[29]。同様に IgA 腎症の扁桃 T 細胞においても TCR Vβ6 の発現亢進と HP 抗原刺激による増加、および末梢血 T 細胞における発現亢進と扁摘後の低下が報告され[30]、扁桃 T 細胞が病巣糸球体に浸潤している可能性が示唆される。また、IgA 腎症腎糸球体への T 細胞のホーミングを担う種々のケモカインレセプターの一つとして CX3CR1 が報告されているが[31]、本受容体は IgA 腎症扁桃での CD8$^+$T 細胞上においても強発現し、その発現には CpG-ODN への過剰免疫応答が関与している可能性が示唆されている[32]。

⑥ 扁桃を中心とした IgA 腎症の発症機序

　以上により、IgA 腎症患者扁桃においては常在菌であるパラインフルエンザ菌、あるいは細菌由来 DNA（CpG-ODN）に対する免疫応答異常が生じ、過剰な免疫応答をすることにより、腎炎惹起性 IgA の産生の増加、T 細胞上の腎ホーミング受容体の発現上昇などを介して腎症の発症、増悪に関わる可能性が示唆される　**（図 6）**[33]。

（平野　愛）

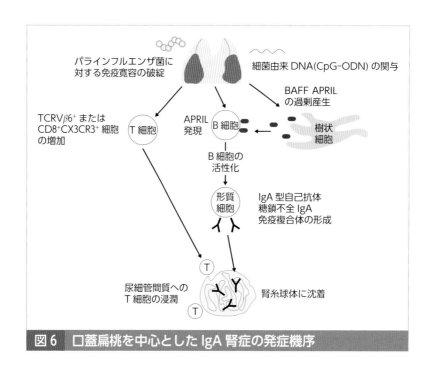

図 6　口蓋扁桃を中心とした IgA 腎症の発症機序

引用文献

1）Koyama A, Igarashi M, Kobayashi M. Natural history and risk factors for immunoglobulin A nephropathy in Japan. Research Group on Progressive Renal Disease. Am J Kidney Dis 1997; 29: 526-532.
2）Donadio JV, Grande JP. IgA Nephropathy. N Engl J Med 2002; 347: 738-748.
3）Pouria S, Barratt J. Secondary IgA Nephropathy. Semin Nephrol 2008; 28: 27-37.
4）Gharavi AG, Yan Y, Scolari F, et al. IgA nephropathy, the most common cause of glomerulonephritis, is linked to 6q22-23. Nat Ganet 2000; 26: 354-357.
5）Bisceglia L, Cerullo G, Forabosco P, et al. Genetic heterogeneity in Italian families with IgA nephropathy: Suggestive linkage for two novel IgA nephropathy loci. Am J Hum Genet 2006; 79: 1130-1134.
6）Peterson AD, Liu XQ, Wang K, et al. Genome-wide linkage scan of a large family with IgA nephropathy localizes a novel susceptibility locus to chromasome 2q36. J Am Soc Nephrol 2007; 18: 2408-2415.
7）Bene MC, Faure G, Duheille J. IgA nephropathy: characterization of the polymeric nature of mesangial deposits by *in vitro* binding of free secretory component. Clin Exp Immunol 1982; 47: 527-534.
8）Tomino Y, Sakai H, Miura M, et al. Detection of polymeric IgA in glomeruli from patients with IgA nephropathy. Clin Exp Immunol 1982; 49: 419-425.
9）Harper SJ. Feehally J. The pathogenic role of immunoglobulin A polymers in immunoglobulin A nephropathy. Nephron 1993; 65: 337-345.
10）Iwata Y, Wada T, Uchiyama A, et al. Remission of IgA nephropathy after allogeneic peripheral blood stem cell transplantation fol-

lowed by immunosuppression for acute lymphocytic leukemia. Intern Med 2006; 45: 1291-1295.

11) Wyld ML, Chadban SJ. Recurrent IgA nephropathy after kidney transplantation. Transplantation 2016; 100: 1827-1832.

12) Suzuki H, Suzuki Y, Aizawa M, et al. Th1 polarization in murine IgA nephropathy directed by bone marrow-derived cells. Kidney Int 2007; 72: 319-327.

13) Horie A, Hiki Y, Odani H, et al. IgA1 molecules produced by tonsillar lymphocytes are under-O-glycosylated in IgA nephropathy. Am J Kidney Dis 2003; 42: 486-496.

14) Boyd JK, Cheung CK, Molyneux K, et al. An update on the pathogenesis and treatment of IgA nephropathy. Kidney Int 2012; 81: 833-843.

15) Suzuki S, Nakatomi Y, Sato H, et al. *Haemophilus parainfluenzae* antigen and antibody in renal biopsy samples and serum of patients with IgA nephropathy. Lancet 1994; 343: 12-16.

16) Fujieda S, Suzuki S, Sunaga H, et al. Induction of IgA against *Haemophilus parainfluenzae* antigens in tonsillar mononuclear cells from patients with IgA nephropathy. Clin Immunol 2000; 95: 235-243.

17) Suzuki H, Suzuki Y, Narita I, et al. Toll-Like Receptor 9 affects severity of IgA nephropathy. J Am Soc Nephrol 2008; 19: 2384-2395.

18) Sato D, Suzuki Y, Kano T, et al. Tonsillar TLR9 expression and efficacy of tonsillectomy with steroid pulse therapy in IgA nephropathy patients. Nephrol Dial Transplant 2012; 27: 1090-1097.

19) Egido J, Blasco R, Lozano L, et al. Immunological abnormalities in the tonsils of patients with IgA nephropathy: inversion in the ratio of IgA: IgG bearing lymphocytes and increased polymeric IgA synthesis. Clin Exp Immunol 1984; 57: 101-106.

20) Tamura S, Masuda Y, Inokuchi I, et al. Effect of and indication for tonsillectomy in IgA nephropathy. Acta Otolaryngol Suppl 1993; 508: 23-28.

21) Macpherson AJ, Geuking MB, McCoy KD. Homeland security: IgA immunity at the frontiers of the body. Trends Immunol 2012; 33: 160-167.

22) Goto T, Bandoh N, Yoshizaki T, et al. Increase in B-cell-activation factor (BAFF) and IFN-gamma productions by tonsillar mononuclear cells stimulated with deoxycytidyl-deoxyguanosine oligodeoxynucleotides (CpG-ODN) in patients with IgA nephropathy. Clin Immunol 2008; 126: 260-269.

23) Takahara M, Nagato T, Nozaki Y, et al. A proliferation-inducing ligand (APRIL) induced hyper-production of IgA from tonsillar mononuclear cells in patients with IgA nephropathy. Cell Immunol 2019; 341: 103925.

24) Muto M, Manfroi B, Suzuki H, et al. Toll-Like Receptor 9 Stimulation Induces Aberrant Expression of a Proliferation-Inducing Ligand by Tonsillar Germinal Center B Cells in IgA Nephropathy. J Am Soc Nephrol 2017; 28: 1227-1238.

25) Inoue T, Sugiyama H, Hiki Y, et al. Differential expression of glycogenes in tonsillar B lymphocytes in association with proteinuria and renal dysfunction in IgA nephropathy. Clin Immunol 2010; 136: 447-455.

26) Marquina R, Diez MA, López-Hoyos M, et al. Inhibition of B cell death causes the development of an IgA nephropathy in (New Zealand white x C57BL/6) F(1)-bcl-2 transgenic mice. J Immunol 2004; 172: 7177-7185.

27) Saito Y, Miyagawa Y, Onda K, et al. B-cell-activating factor inhibits CD20-mediated and B-cell receptor-mediated apoptosis in human B cells. Immunology 2008; 125: 570-590.

28) Segerer S, Banas B, Wörnle M, et al. CXCR3 is involved in tubulointerstitial injury in human glomerulonephritis. Am J Pathol 2004; 164: 635-649.

29) Wu H, Zhang GY, Clarkson AR, et al. Conserved T-cell receptor beta chain CDR3 sequences in IgA nephropathy biopsies. Kidney Int 1999; 55: 109-119.

30) Nozawa H, Takahara M, Yoshizaki T, et al. Selective expansion of T cell receptor (TCR) V beta 6 in tonsillar and peripheral blood T cells and its induction by in vitro stimulation with *Haemophilus parainfluenzae* in patients with IgA nephropathy. Clin Exp Immunol 2008; 151: 25-33.

31) Cox SN, Sallustio F, Serino G, et al. Activated innate immunity and the involvement of CX3CR1-fractalkine in promoting hematuria in patients with IgA nephropathy. Kidney Int 2012; 82: 548-560.

32) Otaka R, Takahara M, Ueda S, et al. Up-regulation of CX3CR1 on tonsillar CD8-positive cells in patients with IgA nephropathy. Hum Immunol 2017; 78: 375-383.

33) Harabuchi Y, Takahara M. Recent advances in the immunological understanding of association between tonsil and immunoglobulin A nephropaty as a tonsil-induced autoimmune/inflamatory syndrome. Immun Inflamm Dis 2019; 7: 86-93.

V 診断

(1) 問診・理学所見・検査所見

> **要旨**
> 扁桃病巣疾患は多岐にわたり、包括して診断し得る特徴的な症状、理学所見、検査所見はない。ただし、それぞれの疾患において参考とすべき項目は存在し、それをふまえて総合的に判断する。

①問診

扁桃病巣疾患は多岐にわたり、それぞれの疾患において問診での注意事項は異なる。症例の大部分は主科からの紹介状持参で受診するため、その紹介状を精読し、問診により補足、確認を行う。

〈掌蹠膿疱症〉

重要な問診項目としては、喫煙歴と前胸部痛である。本疾患は喫煙率が高く[1]、口蓋扁桃摘出術（以下扁摘）後も喫煙を続けていると改善度が低下することが知られており[2]、喫煙患者には術前から禁煙していただくように説明する。前胸部痛があれば掌蹠膿疱症性骨関節炎を疑い、MRI（magnetic resonance imaging）などの画像検査を行う[3]。掌蹠膿疱症患者の約20〜30%に合併することが知られており、関節痛も扁摘により改善する可能性が高い[2,4]。また、掌蹠膿疱症性骨関節炎の合併例は扁摘後皮疹の改善度も高いことが報告されている[2]。

〈IgA腎症〉

紹介された症例が腎生検にてIgA腎症と確定しているかどうかを確認する。確定していない場合は紹介医に確認し、診断確定をお願いする。また、しばしばジピリダモールなどの抗血小板薬を内服している場合があり、内服薬を確認し、術前に休薬する。腎症の程度と扁摘（＋ステロイドパルス療法）の効果に関しては多数の報告があるが、適応としての基準は明確ではなく[5]、今のところ手術を妨げる因子とはならない。

〈胸肋鎖骨過形成症〉

8割以上に掌蹠膿疱症を合併する[6]。痤瘡−膿疱症−骨過形成−骨炎症候群（syndrome acne-pustulosis-hyperostosis-osteitis：SAPHO）[7]として紹介される場合もあり、皮膚症状に関して問診を行う。

〈IgA血管炎〉

紫斑病性腎炎の合併の有無を確認する。IgA血管炎は基本的には予後良好な疾患であるが、紫斑病性腎炎が合併すると長期経過観察が必要であり、腎不全に至る症例もあるため、疾患予後を左右する[8]。扁摘は紫斑の改善だけではなく、紫斑病性腎炎の改善も期待できる[9]。

〈尋常性乾癬〉

本疾患では上気道感染時に皮膚症状が増悪する症例で扁桃摘出効果が高いことが報告されており[10]、それに関して問診を行う。

〈PFAPA（periodic fever, aphthous stomatitis, pharyngitis, and cervical adenitis）症候群〉

小児科が関与していない扁桃炎反復を思わせる患児において、発熱の周期性、アフタ性口内炎、リンパ節炎などの随伴症状を問診し、随伴症状があれば小児科受診を勧める。PFAPA症候群は発症後4〜8年で自

然寛解する可能性が高い疾患群であり、薬物療法が治療の第一選択である[11]。

②理学所見・検査所見

　本症に特異的な理学所見や検査所見はない。咽頭の視診では、口蓋扁桃は一般に埋没型で、陰窩内膿栓、口蓋舌弓（前口蓋弓）発赤など非特異的な所見を呈する場合が多いとされる[12]。実際、掌蹠膿疱症の扁摘後の皮疹改善率と扁桃肥大の程度を検討した報告では[2]、有意な相関は認めなかった。また、血液検査項目として抗ストレプトリジン-O抗体価（anti-streptolysin O antibody：ASO）、抗ストレプトキナーゼ抗体価（anti-streptokinase：ASK）、リウマチ因子（rheumatoid factor：RF）と扁摘効果の相関が検討されているが[2,13-15]、どの報告でも関連は認められず、上記項目の診断的意義は乏しいと結論づけられている。ただし、各疾患固有の理学所見、例えば掌蹠膿疱症での手掌足底の特徴的な無菌性膿疱、尋常性乾癬での四肢伸側の紅斑と鱗屑、胸肋鎖骨過形成症での関節部の腫脹、IgA血管炎での対称性に生じる下腿伸側の皮下出血斑（紫斑）、PFAPA症候群でのアフタ性口内炎やリンパ節炎などは確認すべきと考える。

③終わりに

　扁桃病巣疾患は多岐にわたり、包括して診断し得る特徴的な症状や理学所見はない。ただし、それぞれの疾患において参考とすべき項目は存在し、それをふまえて総合的に判断する。ただし、問診や理学所見によって、より積極的に手術を勧めることはあっても、手術適応から外れる可能性は少ないと考えられる。

（高原　幹）

引用文献

1) Hagforsen E. The cutaneous non-neuronal cholinergic system and smoking related dermatoses: studies of the psoriasis variant palmoplantar pustulosis. Life Sci 2007; 80: 2227-2234.
2) Takahara M, Hirata Y, Nagato T, et al. Treatment outcome and prognostic factors of tonsillectomy for palmoplantar pustulosis and pustulotic arthro-osteitis: A retrospective subjective and objective quantitative analysis of 138 patients. J Dermatol 2018; 45: 812-823.
3) Sonozaki H, Mitsui H, Miyanaga Y, et al. Clinical features of 53 cases with pustulotic arthro-osteitis. Ann Rheum Dis 1981; 40: 547-553.
4) Yamamoto T. Clinical Characteristics of Japanese Patients with Palmoplantar Pustulosis. Clin Drug Investig 2019; 39: 241-252.
5) 片渕律子．IgA腎症の治療学　扁桃摘出術＋ステロイド・パルス療法．日本臨牀 2019；77：679-685.
6) 高原　幹．専門家が知っておくべき扁桃病巣疾患の新展開　扁桃との関連が明らかになった新たな疾患：SAPHO症候群．口咽科 2016；29：111-114.
7) Chamot AM, Benhamou CL, Kahn MF, et al. Acne-pustulosis-hyperostosis-osteitis syndrome. Results of a national survey. 85 cases. Rev Rhum Mal Osteoartic 1987; 54: 187-196. [Article in French]
8) 古川福実，池田高治，石黒直子，他．血管炎・血管障害診療ガイドライン 2016年改訂版．日皮会誌 2017；127：299-415.
9) Inoue CN, Chiba Y, Morimoto T, et al. Tonsillectomy in the treatment of pediatric Henoch-Schönlein nephritis. Clin Nephrol 2007; 67: 298-305.
10) Rachakonda TD, Dhillon JS, Florek AG, et al. Effect of tonsillectomy on psoriasis: a systematic review. J Am Acad Dermatol 2015; 72: 261-275.
11) 高原　幹．小児の反復する咽頭・扁桃炎にどう対応するか—反復性扁桃炎 vs. PFAPA—．ENTONI 2019；227：43-46.
12) 原渕保明，形浦昭克．扁桃病巣感染症．日本口腔・咽頭科学会（編）．口腔咽頭の臨床．東京：医学書院；1998：164-167.
13) 山本真一郎，足立祝子，宮本直哉，他．扁桃病巣感染症における術前検査と扁桃摘出術の効果についての検討．耳鼻臨床 1991；補52：140-144.
14) 小市健一，山地誠一，木村　孝，他．扁桃摘出術を施行したIgA腎症の臨床病理学的研究　特に腎病理組織と扁摘の時期の検討．日耳鼻 1993；96：1264-1269.
15) 木寺一希，高木誠治，内田雅文，他．病巣感染症に対する口蓋扁桃摘出術の効果．耳鼻 2000；46：21-24.

第1章　総論

（2）細菌検査

要旨

それぞれの扁桃病巣疾患において、扁桃への病原微生物の感染が病態へ関与する可能性が示唆されているものの、特定の病原微生物の関与が証明されているものはなく、診断および治療方針の決定には大きく寄与しない。しかし、16S rRNA 遺伝子解析など、現在、細菌同定検査は飛躍的な進歩を遂げており、扁桃細菌叢の研究も新たな局面を迎えている。これらの結果が集積され、本検査の意義が見出されることが期待される。

①解説

扁桃病巣疾患は扁桃における慢性炎症が遠隔臓器に影響を及ぼし発症するとされる。慢性炎症の要因の一つとして、扁桃への病原微生物の感染が挙げられる。口蓋扁桃を含む咽頭の扁桃組織はワルダイエルの咽頭輪と呼ばれる上気道の免疫組織として機能し、常に外来抗原や口腔・咽頭の常在菌に曝露されている。これらの病原微生物に対する過剰な免疫応答が遠隔臓器に作用し、疾患の発症や増悪に関与している可能性があり、病巣疾患のいくつかは特定の病原微生物の関与が示唆されている。

〈掌蹠膿疱症〉

久々湊らは、口腔内常在菌である *Streptococcus salivarius* の細菌数が掌蹠膿疱症扁桃にて慢性扁桃炎扁桃と比較して高いことを報告している[1]。さらに、上田らは、掌蹠膿疱症患者における口蓋扁桃陰窩の培養検査にて、IgA 腎症や反復性扁桃炎と比較して非 A 群 β-*Streptococcus* 属の検出頻度が有意に高いことを報告している[2]。これらの常在菌に対して掌蹠膿疱症扁桃は過剰な免疫応答を起こすことが知られており[3]、自己抗体の産生や扁桃 T 細胞の掌蹠皮膚への浸潤など、病態に関与すると考えられる。

〈尋常性乾癬〉

以前から β 溶血性レンサ球菌などの上気道感染により皮疹が悪化する尋常性乾癬の一群があることが示されている[4]。これらの患者は扁摘により皮疹が改善する可能性が高く、前向き比較試験においてもその有効性が示されている[4]。また、それらの細菌が扁桃 T 細胞の皮膚ホーミング受容体の発現を上昇させることも実験的に示されている[4]。

〈IgA 腎症〉

以前より IgA 腎症は *Haemophilus parainfluenzae* の関与が指摘されている。Suzuki ら[5,6]、Fujieda ら[7]は本細菌の検出率が IgA 腎症患者の扁桃に多く、それに対する扁桃の過剰な免疫応答を確認している。また、最近では細菌の細胞表面コラーゲン結合蛋白である Cnm を有する *Streptococcus mutans*[8]や、嫌気性菌である *Treponema sp.*、*Campylobacter rectus*[9]などの齲歯や歯周病の原因菌も IgA 腎症患者の扁桃組織より有意に多く検出され、実際 IgA 腎症の重症度や扁摘＋ステロイドパルス療法の治療効果に影響する可能性も指摘されている[8,9]。さらに、Kusano らは 55 例の IgA 腎症扁桃全例において、*Helicobacter pylori* の存在を確認し、病態に関与する可能性を示唆している[10]。CpG-ODN（deoxycytidyl-deoxyguanosine oligodeoxynucleotide）はこれらの細菌が持つ DNA の一部であり、Toll-like receptor 9 のリガンドであるが、本 DNA がその病態に関与することも指摘されている[11]。

〈PFAPA（periodic fever, aphthous stomatitis, pharyngitis, and cervical adenitis）症候群〉

Tejesvi ら[12]は PFAPA 症候群扁桃と対照扁桃を群集解析し、細菌叢の違い、特に藍色細菌であり光合成を行う *Cyanobacteria* 門が本疾患における口蓋扁桃にて検出率が高く、PFAPA 症候群の発症に関与する可能性を指摘している。また、Lantto ら[13]は PFAPA 症候群扁桃ではバイオフィルム形成が対照と比較して

有意に増加していることを報告しており、扁摘が効果を示す理由の一因であると考察している。

②扁桃病巣疾患における細菌検査の役割

　上述した報告に鑑みると、現在、扁桃の細菌検査の結果によって病巣疾患の診断や治療方針を決定するのは難しい。また、現状の細菌培養検査の限界や、口蓋扁桃の採取部位などによる結果の乖離など[2]、その結果を慎重に判断する必要もある。最近では細菌 16S ribosomal RNA（16S rRNA）を標的とした次世代シーケンサーによる細菌叢の群集解析など、新たな検査方法による結果も散見されるようになり[9,12-14]、そのデータの蓄積により、特定の菌種と扁桃病巣疾患の病態の関係が明らかになれば、扁桃病巣疾患の診断、治療における重要性は増すと考えられる。

（河野　正充）

引用文献

1）久々湊靖, 志藤文明. 掌蹠膿疱症患者における扁桃陰窩内細菌叢と血清中抗レンサ球菌抗体に関する検討. 日耳鼻 1990；93：786-795.
2）上田征吾, 坂東伸幸, 高原　幹, 他. 扁桃病巣疾患における扁桃細菌叢の検討. 日耳鼻感染症研会誌 2008；26：149-152.
3）Harabuchi Y, Takahara M. Pathogenic role of palatine tonsils in palmoplantar pustulosis: A review. J Dermatol 2019; 46: 931-939.
4）Sigurdardottir SL, Thorleifsdottir RH, Valdimarsson H, et al. The role of the palatine tonsils in the pathogenesis and treatment of psoriasis. Br J Dermatol 2013; 168: 237-242.
5）Suzuki S, Nakatomi Y, Sato H, et al. *Haemophilus parainfluenzae* antigen and antibody in renal biopsy samples and serum of patients with IgA nephropathy. Lancet 1994; 343: 12-16.
6）Suzuki S, Fujieda S, Sunaga H, et al. Immune response of tonsillar lymphocytes to *Haemophilus parainfluenzae* in patients with IgA nephropathy. Clin Exp Immunol 2000; 119: 328-332.
7）Fujieda S, Suzuki S, Sunaga H, et al. Induction of IgA against *Haemophilus parainfluenzae* antigens in tonsillar mononuclear cells from patients with IgA nephropathy. Clin Immunol 2000; 95: 235-243.
8）Ito S, Misaki T, Naka S, et al. Specific strains of *Streptococcus mutans*, a pathogen of dental caries, in the tonsils, are associated with IgA nephropathy. Sci Rep 2019; 9: 20130.
9）Nagasawa Y, Iio K, Fukuda S, et al. Periodontal disease bacteria specific to tonsil in IgA nephropathy patients predicts the remission by the treatment. PLoS One 2014; 9: e81636.
10）Kusano K, Inokuchi A, Fujimoto K, et al. Coccoid *Helicobacter pylori* exists in the palatine tonsils of patients with IgA nephropathy. J Gastroenterol 2010; 45: 406-412.
11）Harabuchi Y, Takahara M. Recent advances in the immunological understanding of association between tonsil and immunoglobulin A nephropathy as a tonsil-induced autoimmune/inflammatory syndrome. Immun Inflamm Dis 2019; 7: 86-93.
12）Tejesvi MV, Uhari M, Tapiainen T, et al. Tonsillar microbiota in children with PFAPA (periodic fever, aphthous stomatitis, pharyngitis, and adenitis) syndrome. Eur J Clin Microbiol Infect Dis 2016; 35: 963-970.
13）Lantto U, Koivunen P, Tapiainen T, et al. Microbes of the tonsils in PFAPA (Periodic Fever, Aphtous stomatitis, Pharyngitis and Adenitis) syndrome - a possible trigger of febrile episodes. APMIS 2015; 123: 523-529.
14）Watanabe H, Goto S, Mori H, et al. Comprehensive microbiome analysis of tonsillar crypts in IgA nephropathy. Nephrol Dial Transplant 2017; 32: 2072-2079.

(3) 扁桃誘発試験・打消試験

要旨
野坂により扁桃誘発試験の判定基準が報告されて以降、扁桃病巣疾患は大きく変化し、その見直しが必要となっている。本試験を現在の病巣疾患に適合するように改良を進める必要がある。

①扁桃誘発試験・打消試験

扁桃病巣疾患では、口蓋扁桃そのものの症状は軽度であることが多く、扁桃炎時の標的器官の変化を捉えられる頻度は少ないため、その診断は困難であった。このため、口蓋扁桃に物理的・化学的に何らかの刺激を加えて二次臓器（皮膚や骨、関節、腎など）の変化・反応を見る検査方法が開発されてきた。

上記検査法には扁桃誘発試験と扁桃打消試験がある。扁桃誘発試験は 1961 年に野坂が[1]扁桃病巣感染症の診断として報告したのが最初である。野坂の基準では、扁桃誘発後 15 分後以降での体温 0.45℃以上の上昇、3 時間後の末梢白血球数 1000/mL 以上の増加、赤沈 10 mm/時以上の亢進のどれか 1 項目を満たせば陽性と判断された[1]。それ以降、さまざまな方法と基準で扁桃誘発試験が試みられてきた。ここでは代表的な方法を述べる。

〈扁桃誘発試験〉
超短波誘発法・扁桃マッサージ法がある。超短波誘発法は器械を用いて口蓋扁桃に刺激を与え、マッサージ法は手動あるいは器械にてマッサージを施行する方法である。いずれも両側口蓋扁桃に 5 分ずつ刺激を与え、判定基準は原則的に野坂の陽性基準を用いる。

〈扁桃打消試験〉
扁桃陰窩洗浄法、レーダー吸引法およびインプレトール試験の 3 種類がある。いずれの試験も 1 日 1 回、5〜7 日間連日施行し、二次臓器の病状の軽快の有無を観察して判定する。扁桃陰窩洗浄法は、陰窩に対して生理食塩水で膿栓を洗浄するものである。また、レーダー吸引法は、扁桃にレーダー吸引管をあてて陰圧により陰窩内容物の除去を行う方法である。いずれの検査も改善の有無を観察することに加え、治療効果が期待できるという利点があり、特に扁桃性微熱においてはその診断、治療に有用である[2]。インプレトール試験は、インプレトールを 1 mL ずつ両扁桃の上極外側にある前口蓋弓粘膜下に注入し、二次臓器の変化から判断するものである。しかし、診療報酬としては扁桃マッサージ法（病巣誘発試験）が認められているのみで、ほとんど施行されていないのが現状である。

②複合診断法

扁桃誘発試験・扁桃打消試験ともに疑陽性・偽陰性が存在し、扁桃誘発試験では疑陽性、扁桃打消試験では偽陰性となる傾向がある[3]。このため、診断的中率を高めることを目的として再検査と併せた複合診断法が考案された[3]。再検査が陽性であれば病巣性が高く、あるいは扁桃誘発試験が陰性であっても扁桃打消試験が陽性であれば、扁桃病巣疾患と診断された。なお、扁桃誘発試験と扁桃打消試験との関連性は明確ではない。

③扁桃誘発試験の再評価

野坂が判定基準を報告して以来、扁桃病巣疾患の対象となる二次疾患が増加し、扁桃病巣疾患の発症に免疫学的機序が関与することが次第に判明してきた。このため扁桃病巣疾患の診断法の見直しや免疫学的パラメータを含めた病態に応じた検査項目の導入が必要となってきた。この流れを受けて、1987 年、日本扁桃研究会は扁桃誘発試験の再評価のため扁桃病巣感染症診断基準の標準化に関する会議を発足させた。第 1 報から第 4 報までの報告[4-7]がなされ、掌蹠膿疱症 216 例を含む扁桃病巣疾患 567 例の扁桃誘発試験の診断的中率を検討した結果、陽性的中率は高いものの、陰性的中率が著しく低く、扁桃誘発試験は見直しが必要と

結論された。

④扁桃誘発試験の現状と位置づけ

　上述した結果より、扁桃誘発試験の現在における臨床的意義は判然としないと言わざるを得ない[8]。赤木らはIgA腎症に対して、藤原らは掌蹠膿疱症に対して扁摘の適応基準[9,10]を示したが、どちらの疾患も扁桃誘発試験の位置づけは参考所見にとどまっている。

　ただし、口蓋扁桃を刺激あるいは抑制し、パラメータの推移を見る方法自体は直接的であり合理的な検査と考える。元々、上記3項目は1961年に提唱されたものであり、当時は扁桃病巣疾患の主体はリウマチ性疾患であった。現在の掌蹠膿疱症やIgA腎症が主体となる様変わりした構成疾患に対して基準をそのまま当てはめるのは無理があると思われる。従って、標準化委員会でも指摘されているように、新たなそれぞれの疾患における免疫学的機序を背景としたパラメータが必要であると思われる。実際、赤木らはIgA腎症に対する尿潜血[11]、Matsudaらは尿中macrophage-colony-stimulating factor（M-CSF）[12]、Asadaらは掌蹠膿疱症に対する掌蹠のサーモグラフィーによる温度測定[13]が扁桃誘発試験の新たなパラメータとして有効であったと報告している。さらに現在までの基礎的解析により、掌蹠膿疱症患者の末梢血ではCLA（cutaneous lymphocyte-associated antigen）[14]、CCR6[15]、β1インテグリン陽性T細胞[16]、抗ケラチン抗体[17]が、IgA腎症の末梢血ではTCR Vβ6[18]、CX3CR1陽性T細胞[19]、APRIL（A proliferation-inducing ligand）[20]が扁摘後低下したと報告されている。今後はそれらのパラメータが扁桃誘発試験の新たな指標になり得る可能性がある。

　諸先生方が開発、発展させてきた扁桃誘発検査を現在の病巣疾患に適合するように改良を進めるのが我々の役割であると思われる。

（土井　彰）

引用文献

1) 野坂保次. 扁桃病巣感染―特にその診断. 日耳鼻 1961；64：642-647.
2) 原渕保明, 岸部　幹. 耳鼻咽喉科外来診療 私の工夫 扁桃処置と上咽頭処置. ENTONI 2010；113：91-98.
3) 形浦昭克. 扁桃病巣感染症の臨床―現状と今後の展望―. 耳鼻臨床 2002；95：763-772.
4) 形浦昭克, 志藤文明, 菊池恭三, 他. 扁桃病巣感染症診断基準の標準化に関する会議報告 ―第1報 アンケート調査結果と標準化作業プロトコール―. 日扁桃研会誌 1989；28：108-113.
5) 形浦昭克, 志藤文明, 菊池恭三, 他. 扁桃病巣感染症診断基準の標準化に関する委員会報告 ―第2報 作業の進行状況と第1回中間集計結果―. 日扁桃研会誌 1990；29：162-167.
6) 形浦昭克, 志藤文明, 菊池恭三, 他. 扁桃病巣感染症診断基準の標準化に関する委員会報告 ―第3報 現行診断法の意義と限界―. 日扁桃研会誌 1993；32：139-145.
7) 形浦昭克, 志藤文明, 増田　游, 他. 扁桃誘発試験の再評価：扁桃病巣感染症診断基準の標準化に関する委員会報告 第4報. 口咽科 1997；9：213-221.
8) 高野賢一. 扁桃誘発検査. 医事新報 2017；4846：41-43.
9) 赤木博文, 西崎和則. 扁桃炎の治療指針について IgA腎症に対する扁桃摘出術の適応基準. 口咽科 2005；17：197-204.
10) 藤原啓次, 林　正樹, 山中　昇. 扁桃シンポジウム 扁桃病巣皮膚疾患に対する扁桃摘出術の効果と限界 掌蹠膿疱症に対する扁桃摘出術の効果とその適応. 口咽科 2009；22：39-42.
11) 赤木博文, 小坂道也, 福島邦博, 他. IgA腎症扁摘有効例の扁桃誘発試験. 耳鼻臨床 1997；90：1035-1040.
12) Matsuda M, Shikata K, Wada J, et al. Increased urinary excretion of macrophage-colony-stimulating factor (M-CSF) in patients with IgA nephropathy: tonsil stimulation enhances urinary M-CSF excretion. Nephron 1999; 81: 264-270.
13) Asada H, Miyagawa S, Tamura M, et al. Evaluation of provocation test monitoring palmoplantar temperature with the use of thermography for diagnosis of focal tonsillar infection in palmoplantar pustulosis. J Dermatol Sci 2003; 32: 105-113.
14) Nozawa H, Kishibe K, Takahara M, et al. Expression of cutaneous lymphocyte-associated antigen (CLA) in tonsillar T-cells and its induction by in vitro stimulation with alpha-streptococci in patients with pustulosis palmaris et plantaris (PPP). J Clin Immunol 2005; 116: 42-53.
15) Yoshizaki T, Bandoh N, Ueda S, et al. Up-regulation of CC chemokine receptor 6 on tonsillar T cells and its induction by *in vitro* stimulation with alpha-streptococci in patients with pustulosis palmaris et plantaris. Clin Exp Immunol 2009; 157: 71-82.
16) Ueda S, Takahara M, Tohtani T, et al. Up-regulation of ß1 integrin on tonsillar T cells and its induction by *in vitro* stimulation with α-streptococci in patients with pustulosis Palmaris et Plantaris. J Clin Immunol 2010; 30: 861-871.
17) Tanimoto Y, Fukuyama S, Tanaka N, et al. Presence of Keratin-Specific Antibody forming cells in palatine tonsils of Patients with Pustulosis Palmaris et Plantaris (PPP) and its correlation with prognosis after tonsillectomy. Acta Otolaryngol 2014; 134: 79-87.
18) Nozawa H, Takahara M, Yoshizaki T, et al. Selective expansion of T cell receptor (TCR) V beta 6 in tonsillar and peripheral blood T cells and its induction by *in vitro* stimulation with *Haemophilus parainfluenzae* in patients with IgA nephropathy. Clin Exp Immunol 2008; 151: 25-33.
19) Otaka R, Takahara M, Ueda S et al. Up-regulation of CX3CR1 on tonsillar CD8-positive cells in patients with IgA nephropathy. Hum Immunol, 2017; 78: 375-383.
20) Takahara M, Nagato T, Nozaki Y, et al. A proliferation-inducing ligand (APRIL) induced hyper-production of IgA from tonsillar mononuclear cells in patients with IgA nephropathy. Cell Immunol 2019; 341: 103925.

VI 治療

(1) 口蓋扁桃摘出術

要旨

口蓋扁桃摘出術は、合併症として咽頭痛、味覚障害、音声障害、術後出血等があるものの、生命予後に関与する可能性は極めて低く、安全な手術と考えられる。また、扁桃病巣疾患での口蓋扁桃摘出術において、その合併症の頻度は増加しないと考えられる。

①口蓋扁桃摘出術

口蓋扁桃摘出術（以下扁摘）は扁桃病巣疾患の根幹をなす治療である。本手術は耳鼻咽喉科領域で日常的に施行される手術である。通常全身麻酔で施行され、両側の扁桃を摘出する。手術時間は30分から1時間、入院期間は術後1週間程度である。本稿ではその安全性について記載する。

②口蓋扁桃摘出術の合併症

〈咽頭痛〉

扁摘の合併症として最も多いのが術後咽頭痛である[1]。これは扁摘後創部が開放創となるため出現し、術後早期は自発痛も伴うが、嚥下時痛が主体である。英国の99例の前向き研究[2]では、術後疼痛は4日目にピークを迎え、その後急速に改善し、97%の症例にて術後2週間で通常の生活に戻ることができたと報告している。また、102例を検討したアンケート調査[3]では、痛みの消失は術後11日目、通常の生活復帰は12日目が中央値であったと報告している。このことから術後疼痛は一過性であり、通常の術後創痛として対応可能であると考えられる。

〈味覚障害〉

手術操作による舌咽神経舌枝の直接的な障害、開口器による舌への圧迫、術後の投与薬による薬剤性、術後亜鉛欠乏等により術後味覚障害が出現することが知られている[4]。Heiserら[5]は扁摘を行った症例にアンケート調査を実施し、半年を経過した181例において味覚障害を訴えた症例は15例（8%）に及ぶと報告した。Heiserら[6]はその15例を18か月以上追跡調査し、症状が持続した症例は2症例（1%）のみであり、1例は移り変わる味覚異常が主で、後の1例は糖尿病を既往症として持っていたと報告している。また、Windfuhrら[7]は、扁摘後定期的に味覚検査を行い、術後4日目で100例中29例に異常を認めたが、3か月後には全例正常となったと報告した。このことから扁摘後の味覚異常は一過性であり持続例は極めて少ないと考えられる。

〈音声障害〉

扁摘は音声の共鳴腔である声道の一部を変化させるため、術後の音声障害が以前より議論されてきた。堀口ら[8]は124例の扁摘症例の術前後に音声検査を行い、発声機能に関する悪影響は極めて稀であると結論づけている。堀ら[9]は40例において術前後にフォルマント周波数を測定し、術直後は変化が認められるが、経時的に変化が是正され、臨床的には問題とならないことを示した。同様の見解は海外からも報告されている[10,11]。ただし、音声学的には完全に無視できないとの指摘もあり、特に職業的音声使用者には術前の説明が必要と思われる。

〈術後出血〉

　扁摘後の術後出血は生命を脅かす合併症である。主な本邦と海外の報告を**表1**にまとめた[12-20]。基本的に海外の報告[17-20]は国家的なデータベースを利用した報告が多く、症例数は桁違いに多い。しかし、一般的に諸外国では術後早期に退院することが多く、術後出血の定義はデータベースに記録が残る入院を必要とした症例や全身麻酔下で止血術をした症例に限られている。本邦の報告[12-16]においては症例数は少ないものの、術後出血の定義を複数設定し検討している報告が多い。全身麻酔にて止血術を施行した症例は本邦でも海外でも大きな差はなく、0.9～3.7％に認められる。軽微な出血を含めると6～23％と報告によって幅があるが、それぞれ定義に微妙な違いがあり、解釈には注意を要する。また、術後24時間以内の早期出血は軽微な出血を含めても2％以下にとどまり、術後出血の大部分は遅発性であることが理解できる。早期出血（術後24時間以内）は手術手技、晩期出血は創部感染などが影響していることが知られている[21]。晩期出血を防ぐためにうがいなどによる創感染の予防やこまめな創部観察による早期の感染や出血の診断と対応が必要と考えられる。

　扁摘による死亡率は、最近の報告では82,527件に2例（0.002％）と報告されている[22]。その2例は幼児であり、出血による気道閉塞による死亡であったが、早期退院後自宅で出血を来した症例であった。本邦であれば入院中であり、救命し得た可能性がある。

扁桃病巣疾患において術後合併症は増加するのか？

　味覚障害、音声障害において扁摘の適応疾患による発現率の差を検討している報告はなく不明であるが、上述のように扁摘によりそれらの障害が継続する症例は稀であると考えられる。術後出血の危険因子としては各報告にてばらつきは認められるものの、複数の検討で挙げられる背景因子としては、成人や男性が挙げられる（**表1**）。適応疾患としては習慣性扁桃炎が指摘されており、扁桃病巣疾患を危険因子と示した報告

表1　口蓋扁桃摘出術における術後出血の報告

報告者	報告年	症例数	手術	年齢（中央値）	性別（男：女）	主な疾患と症例数	術後出血例	早期出血例	全身麻酔下止血例	出血に関与する因子
土井[12]	2008	142	扁摘	2-64 (24)	76：66	習慣性扁桃炎　67 扁桃病巣疾患　54 睡眠時無呼吸　31	27 (19%)	1 (0.7%)	4 (2.8%)	習慣性扁桃炎
岡田[13]	2009	242	扁摘	15-66 (28)	122：120	習慣性扁桃炎　214 扁桃病巣疾患　22 睡眠時無呼吸　6	56 (23%)	4 (1.7%)	9 (3.7%)	男性
長瀬[14]	2011	1161	扁摘±アデノイド切除						11 (1.0%)	
生駒[15]	2016	692	扁摘	15歳以下57%	430：262	習慣性扁桃炎　396 扁桃病巣疾患　23 睡眠時無呼吸　273	80 (12%)	11 (1.6%)	18 (2.6%)	
渡辺[16]	2017	248	扁摘			習慣性扁桃炎　105 IgA腎症　51 睡眠時無呼吸　85	30 (12%)		5 (2.0%)	
Seshamani[17]	2014	36210	扁摘±アデノイド切除	18-65			2308 (6.4%)		(1.5%)	高齢、男性、術後抗菌薬非投与
Brant[18]	2016	12542	扁摘±アデノイド切除	16-90 (30)	4197：8332	Infection　8835 Hypertropy　2052			452 (3.6%)	高齢、男性、糖尿病、出血性素因
Østvoll[19]	2018	256053	扁摘±アデノイド切除	(12)	124580：131473	Infection　109322 Obstruction　128898			2160 (0.9%)	高齢、男性、炎症 (Infection)
Hsueh[20]	2019	27365	扁摘	>20 (38)	15649：11716	Infection　15894 Obstruction　11471			261 (1%)	高齢、男性、高血圧、非ステロイド性消炎鎮痛薬、ステロイド

扁摘：口蓋扁桃摘出術

はない。ただし、海外の報告では扁摘適応疾患の記載として炎症性疾患（Infection）と閉塞性疾患（Obstruction）にて大きく分けている報告が多く、扁桃病巣疾患にて検討した報告はない。本邦において扁桃病巣疾患を 50 例以上検討しているのは土井ら[12]の 54 例、渡辺ら[16]の IgA 腎症 51 例の報告がある。それらの報告では扁桃病巣疾患にて術後出血の頻度は他の適応疾患と比較して増加を認めない。また、渡辺らは扁摘した IgA 腎症の症例数を 94 症例と増やして報告し[23]、術後出血は 5 例（5％）のみですべて全身麻酔下止血の必要のない軽微なものであったと述べている。従って、IgA 腎症を含めた扁桃病巣疾患にて術後出血の頻度は上昇しないと予測される。

（高原　幹）

引用文献

1）熊井琢美，高原　幹，原渕保明．掌蹠膿疱症と病巣感染 扁桃と皮膚疾患（耳鼻科の立場から）．Visual Dermatol 2017；16：1156-1160.
2）Murthy P, Laing MR. Dissection tonsillectomy: pattern of post-operative pain, medication and resumption of normal activity. J Laryngol Otol 1998; 112: 41-44.
3）Salonen A, Kokki H, Nuutinen J. Recovery after tonsillectomy in adults: a three-week follow-up study. Laryngoscope 2002; 112: 94-98.
4）大塚健司，富田　寛，山内由紀，他．口蓋扁桃摘出術後の味覚障害．日耳鼻 1994；97：1079-1088.
5）Heiser C, Landis BN, Giger R, et al. Taste disturbance following tonsillectomy--a prospective study. Laryngoscope 2010; 120: 2119-2124.
6）Heiser C, Landis BN, Giger R, et al. Taste disorders after tonsillectomy: a long-term follow-up. Laryngoscope 2012; 122: 1265-1266.
7）Windfuhr JP, Sack F, Sesterhenn AM, et al. Post-tonsillectomy taste disorders. Eur Arch Otorhinolaryngol 2010; 267: 289-293.
8）堀口信夫．扁桃摘出術の音声に及ぼす影響．耳展 1966；9：353-357.
9）堀　洋二．口蓋扁桃摘出術が音声に及ぼす影響．耳鼻臨床 1995；88：1647-1653.
10）Mora R, Jankowska B, Mora, F, et al. Effects of tonsillectomy on speech and voice. J Voice 2009; 23: 614-618.
11）Atan D, Apaydın E, Özcan KM, et al. Does Tonsillectomy Affect Voice in Early or Late Postoperative Periods in Adults? J Voice 2017; 31: 131. e5-131. e8.
12）土井　彰，田村耕三，赤木博文．口蓋扁桃摘出術：術後出血例の検討．口咽科 2008；20：305-310.
13）岡田昌浩，小林泰輔，中村光士郎．口蓋扁桃摘出術における術後出血の検討．耳鼻臨床 2009；102：219-223.
14）長瀬輝顕，和氣貴祥，岡崎　雅，他．当院耳鼻咽喉科医師の扁桃手術と術後合併症の検討．耳鼻臨床 2011；補 130：95-100.
15）生駒　亮，折舘伸彦．診断と治療のコツ 口蓋扁桃摘出術 術後出血の予防と対応 口蓋扁桃摘出術の術後出血に関する検討　危険因子と対策について．口咽科 2016；29：71-75.
16）渡辺浩介，平賀幸弘，森山元大．IgA 腎症に対する口蓋扁桃摘出術の有効性と安全性の検討．耳鼻臨床 2017；110：187-193.
17）Seshamani M, Vogtmann E, Gatwood J, et al. Prevalence of complications from adult tonsillectomy and impact on health care expenditures. Otolaryngol Head Neck Surg 2014; 150: 574-581.
18）Brant JA, Bur AM, Chai R, et al. Reoperation following Adult Tonsillectomy: Review of the American College of Surgeons National Surgical Quality Improvement Program. Otolaryngol Head Neck Surg 2016; 154: 779-784.
19）Østvoll E, Sunnergren O, Stalfors J. Increasing Readmission Rates for Hemorrhage after Tonsil Surgery: A Longitudinal (26 Years) National Study. Otolaryngol Head Neck Surg 2018; 158: 167-176.
20）Hsueh WY, Hsu WC, Ko JY, et al. Postoperative hemorrhage following tonsillectomy in adults: Analysis of population-based inpatient cohort in Taiwan. Auris Nasus Larynx 2019; 46: 397-406.
21）中条恭子，平屋有紀子，高橋昌寛，他．当科で行った口蓋扁桃摘出後の後出血症例の検討．耳展 2017；60：17-22.
22）Østvoll E, Sunnergren O, Ericsson E, et al. Mortality after tonsil surgery, a population study, covering eight years and 82,527 operations in Sweden. Eur Arch Otorhinolaryngol 2015; 272: 737-743.
23）渡辺浩介，松岡伴和，小田切奨太，他．IgA 腎症に対する口蓋扁桃摘出術 94 例の検討．耳鼻臨床 2020；113：149-154.

（2）遺残扁桃摘出術

要旨

扁桃病巣疾患において扁桃摘出後症状の改善が不十分で遺残扁桃を認める症例において、遺残扁桃摘出術により症状が改善した報告があり、患者や主科の意見をふまえ、遺残扁桃摘出術を検討する。

①遺残扁桃について

　一般に扁摘後の遺残について小島ら[1]は扁摘後追跡調査にて口腔内を観察できた236例中13例（6%）に扁桃遺残を認めたと報告している。また遺残部位に関して朴澤ら[2]は再手術時に遺残扁桃が確認された24例中22例（92%）が扁桃窩下方であったとしている。扁桃病巣疾患において、扁桃遺残は症状改善の妨げとなる可能性があり、特に扁桃下極と舌扁桃の移行部における切除の際に注意が必要である[3]。

②遺残扁桃摘出の効果

　朴澤ら[2]は扁摘＋ステロイドパルス療法後も寛解が得られなかった IgA 腎症において、遺残扁桃が確認され、かつ遺残扁摘を行い 1 年以上経過観察した 13例中11例（85%）で尿所見が消失し寛解が得られたとした。尿異常所見が寛解するまでは 1〜5 か月（平均 2 か月）であった。遺残扁桃の片側の重量は 0.28〜1.13 g（平均 0.53 g）で、病理所見では全例で扁桃組織が確認され、免疫組織学的にも IgA 産生細胞の上皮下への増生も認められた。また饒波ら[4]の報告では IgA 腎症に対して扁摘単独もしくは扁摘＋ステロイドパルス療法を行った 44例中 4例（9%）で扁桃遺残を認めたが腎機能悪化例は認めず、追加切除は行わなかったとしている。

　扁桃病巣疾患における遺残扁桃摘出の有用性を検討した報告は上述した朴澤ら[2]の 1 編のみであったが、その効果が認められることから、扁摘後症状の改善が不十分で遺残扁桃を認める症例において、患者や主科の意見をふまえ、遺残扁桃摘出術を提案するべきと考えられる[3]。報告が少ない理由として、耳鼻咽喉科医が術後長期に診察を継続する症例が少ないことが挙げられる。可能であれば術後の長期的な診察、あるいは原疾患の改善が乏しい場合は再診させていただくよう主科担当医に連絡しておくことが必要と思われる。また、遺残扁桃の診断、治療は患者との信頼関係を損なう可能性があり、術前からの丁寧な説明や、術後のこまめな診察など、信頼関係の構築が必要と思われる。

（山田　健太郎）

引用文献

1）小島未知郎．口蓋扁桃摘出術とその長期経過観察．日扁桃研会誌 1987；26：173-179.
2）朴澤孝治，髙橋　悦，安達美佳．遺残扁桃が IgA 腎症の予後に及ぼす影響．口咽科 2011；24：167-170.
3）太田伸男，齋藤雄太郎．扁摘後の遺残扁桃の処置．ENTONI 2018；220：57-61.
4）饒波正史，喜友名朝則，喜瀬乗基，他．IgA 腎症に対する口蓋扁桃摘出術の長期効果．耳鼻免疫アレルギー 2018；36：1-6.

（3） 歯科治療

要旨
扁桃病巣疾患において、歯性感染の治療による症状改善が示されており、歯性感染が明らかな症例に関して、患者や主科の意見もふまえ、歯科治療を検討する。

①歯科治療の種類

　病巣疾患に対する歯科治療はいくつかのアプローチがある。主には歯周病に対する治療であるが、金属アレルギーに対しての金属除去や、歯周病治療後に再発や進行を抑制することを目的とした、プラークコントロールなどの supportive periodontal therapy（SPT）も歯科治療としての介入方法に含まれる。

②歯科治療の効果

　扁桃病巣疾患に対する歯科治療は単独またはステロイド治療や扁摘などと組み合わせて行われる場合が多い。山北ら[1]は掌蹠膿疱症80例のうち扁摘群23例、扁摘未施行の57例うち16例（全例少なくとも1つ以上の金属アレルギーあり）を歯科治療群として比較検討した。皮膚科医による肉眼的観察にて皮疹を評価し有効率は扁摘群で61％、歯科治療群で44％と有意差は認められなかったが、皮疹消失例は扁摘群で13％、歯科治療群では0％と扁摘がより有用であると考察している。Kouno ら[2]は掌蹠膿疱症85例（男性27％、女性73％）を歯科感染病巣治療群（70例）、パッチテスト陽性の歯科金属除去群（9例）、扁摘群（6例）に分け、皮疹所見を palmoplantar pustulosis area severity index（PPPASI）にて客観的な定量的評価を行った。金属アレルギーは金属パッチテストを施行した58例中29例（50％）でみられ、金属の種類としては Hg が最も多く（17％）、次いで Ni（14％）、Au（14％）などであった。治療結果は歯性感染治療群で63％（44/70例）、歯科金属除去群で33％（3/9例）、扁摘群で100％（6/6例）の PPPASI スコア改善を認め、歯性感染は歯科金属アレルギーよりも密接に掌蹠膿疱症に関与しているとした。さらに、Masui ら[3]は歯科金属を有し、実際その金属アレルギーを持つ掌蹠膿疱症47例について歯科金属除去群24例と非除去群23例の検討を行い、PPPASI スコアの改善に有意差がないと報告した。歯科金属除去群では79％（19/24例）でスコア改善がみられたが、消失例はなく、そのうち16例が金属除去と同時に歯性感染治療を受けていた。また、非除去群23例において皮疹が消失した6例は、全例が歯性感染治療を受けていた。このことから、掌蹠膿疱症患者に対して歯科金属除去を検討する前に、歯性感染病巣を検索、治療することが重要であると結論づけている。

　また、Inoue ら[4]は小児 Henoch-Schönlein 紫斑病40例（平均年齢6.7歳）の全例に歯周病治療＋副鼻腔などの耳鼻咽喉科治療＋抗菌薬投与を行ったところ、78％（31/40例）で臨床的寛解が得られたと報告した。さらに、小児 IgA 腎症11例（平均年齢10.4歳）の全例で上述の歯周病治療＋副鼻腔などの耳鼻咽喉科治療＋抗菌薬投与を行い、扁摘＋ステロイドパルス療法を加えたところ、100％（9/9例）で臨床的寛解が得られたとし、口腔や鼻副鼻腔などの局所感染を制御することが重要であるとしている。

　SPT は病状安定となった歯周組織を維持するための治療として取り扱われる。伊藤[5]は IgA 腎症を伴う限局性慢性歯周炎患者に対して4年間歯周治療を行い、その後 SPT へ移行し良好な腎機能を維持していると報告している。

③歯科治療の位置づけ

　山北ら[1]や Kouno ら[2]の報告をふまえると、歯科治療の効果は扁摘に勝るものではない。ただし、歯科治療は外来にて施行可能であるため、歯性感染が強く疑われる症例においては、紹介医と相談の上、歯科治療を優先しても良いと考える。また、扁摘後に症状の改善が不十分な症例において、歯性感染や金属アレルギーの精査が必要であると考えられる。

（山田　健太郎）

引用文献

1）山北高志，鷲見康子，矢上晶子，他．掌蹠膿疱症に対する口蓋扁桃摘出術の有効性 80 例の検討．日皮会誌 2004；114：2319-2326.

2）Kouno M, Nishiyama A, Minabe M, et al. Retorspective analysis of the clinical response of palmoplantar pustulosis after dental infection control and dental metal removal. J Dermatol 2017; 44: 695-698.

3）Masui Y, Ito A, Akiba Y, et al. Dental metal allergy is not the main cause of palmoplantar pustulosis. J Eur Acad Dermatol Venereol 2019; 33: e180-e181.

4）Inoue CN, Matsutani S, Ishidoya M, et al. Periodontal and ENT therapy in the treatment of pediatric Henoch-Schönlein purpura and IgA nephropathy. Adv Otorhinolaryngol 2011; 72: 53-56.

5）伊藤小百合．IgA 腎症を伴う限局型慢性歯周炎患者の一症例．日歯周病会誌 2013；55：357-365.

第
1
章

総
論

トピック：上咽頭擦過療法（epipharyngeal abrasive therapy：EAT）

▶上咽頭擦過療法とは

　上咽頭は細菌やウイルスなどの抗原に常時曝露されているため、容易に炎症が惹起、持続しやすい慢性炎症臓器である。上咽頭擦過療法（epipharyngeal abrasive therapy：EAT）は慢性上咽頭炎に対して行われる外来処置であり、通常は内視鏡で上咽頭を確認しつつ、0.5～1％塩化亜鉛溶液を含んだ綿棒により局所を擦過し、収斂する。本治療の歴史は古く、1960年代に東京医科歯科大学の堀口申作教授[1]、大阪医科大学の山崎春三教授がその有効性についてまとめ[1,2]、詳細に報告している。

　慢性上咽頭炎は古くて新しい概念であり、後鼻漏や咳嗽といった上咽頭局所の炎症から連想される症状のみならず、めまいや全身倦怠感、肩こり、目のかすみなどの多様な症状の原因疾患として見直されている。同時に、その根本的な治療法として上咽頭擦過療法の有用性が、近年日本口腔・咽頭科学会をはじめとした耳鼻咽喉科関連学会にて多数報告され、その実地臨床における注目度の高さからパネルディスカッション、シンポジウム、セミナーなどが企画・開催されている。その状況をふまえ、日本口腔・咽頭科学会において上咽頭擦過療法検討委員会（原渕保明委員長）が発足し、今後の科学的エビデンスの構築を視野に入れた多施設共同前向き調査が進行している。

▶上咽頭擦過療法の効果

　扁桃病巣疾患における上咽頭擦過療法に関する報告は多くないが、その有効性を示唆する報告が散見される。堀田ら[3-6]はIgA腎症686例中682例に上咽頭炎を認め、扁摘およびステロイドパルス療法の併用後に血尿が残存した19例および血尿が再燃した5例の合計24例に対し上咽頭処置を施行したところ、20例（83％）で血尿が消失したと報告している。さらに、頻回再発性・ステロイド依存性微小変化型ネフローゼ症候群の7例においても上咽頭処置により寛解期間の延長、維持ステロイド量の減少に至ったと報告している。また小林ら[7]は扁摘が無効であり、鼻閉など鼻症状を呈した掌蹠膿疱症2例に対し上咽頭処置を施行したところ、2例とも皮疹の改善を認めたと報告している。その他、岡田[8]はステロイド使用が長期化している関節リウマチ患者19例に対し上咽頭処置を施行したところ、症状の改善、血液検査での炎症反応の低下、ステロイドの離脱に至った症例を報告している。

▶上咽頭擦過療法の位置づけ

　慢性上咽頭炎における上咽頭処置の効果発現の機序として堀田ら[3-6]は、①塩化亜鉛自体の収斂作用、殺菌作用、②上咽頭擦過による瀉血作用、③迷走神経刺激作用による可能性を指摘している。扁桃病巣疾患における作用機序に関しては、扁摘で改善に至らなかった症例への残存した扁桃組織への収斂作用が主であると考えられるが、他の機序が関わっている可能性もある。現在のところ、上咽頭擦過療法は扁摘後の症状改善が不十分な症例に対する治療オプションと位置づけられる。一方で、何らかの理由で手術が行えない症例において、上咽頭擦過療法は外来で行うことができる治療として、一考の価値がある治療法と考えられる。

（角木　拓也）

引用文献
1）堀口申作. 全身諸疾患と耳鼻咽喉科　特に鼻咽腔炎. 日耳鼻 1966；69：1-82.
2）山崎春三. 鼻咽腔炎. 耳鼻咽喉科 1970；42：807-813.
3）Hotta O, Tanaka A, Oda T. Chronic epipharyngitis: A missing background of IgA nephropathy. Autoimmun Rev 2019; 18: 835-836.
4）堀田　修, 永野千代子. 慢性上咽頭炎の関連が示唆される多彩な病態と上咽頭擦過療法に関する考察. 口咽科 2018；31：69-75.
5）堀田　修, 田中亜矢樹, 谷俊治. 専門医が知っておくべき扁桃病巣疾患の新展開 内科疾患における上咽頭処置の重要性 今, またブレイクスルーの予感. 口咽科 2016；29：99-106.
6）堀田　修. 病巣感染としての慢性上咽頭炎の意義. 口咽科 2010；23：37-42.
7）小林里実. 新しい病態　皮膚疾患と扁桃　最近の知見. 耳喉頭頸 2012；84：801-805.
8）岡田素行. 慢性関節リウマチと鼻咽腔炎. 日耳鼻 1976；79：878-890.

第 2 章

各　論

I 掌蹠膿疱症

要旨

掌蹠膿疱症において、口蓋扁桃摘出術による皮疹の改善が示されており、患者や主科の意見もふまえ、口蓋扁桃摘出術を検討する。

(1) 掌蹠膿疱症とは

　掌蹠膿疱症とは、主として手掌と足蹠に無菌性膿疱を生じ、それが痂皮化、落屑を繰り返して各相の皮疹が混在するため、特長的な所見を呈する皮膚疾患である。中年女性に多く、重症例では接触痛や歩行痛などで日常生活に支障をきたすが、その多くは外用療法や光線療法に抵抗を示し難治性である[1]。1934 年に米国の皮膚科医である Andrews ら[2]は、口蓋扁桃摘出術（以下扁摘）にて皮疹が改善した 3 症例を世界で初めて紹介し、本邦では 1965 年に齋藤ら[3]が 5 例を報告した。それ以降、扁摘の極めて高い有効性が多数報告され、現在は代表的な扁桃病巣疾患として認識されている。

(2) 口蓋扁桃摘出術の効果

　扁摘による皮疹の改善効果を検討した主な報告を**表 2**にまとめた[4-13]。耳鼻咽喉科からの報告として、浜本ら[6]は扁摘後 3 か月以上経過を観察した 318 例を検討し、皮疹消失率（術後皮疹が消失した症例数の割合）は 46％、皮疹改善率（皮疹が術前に比較して 50％以上改善した症例数の割合）は 96％と報告している。藤原ら[7]はアンケート調査を行い、平均 21 か月と比較的長期の経過にて、扁摘症例 181 例の皮疹改善

表 2　掌蹠膿疱症に対する口蓋扁桃摘出術の効果

報告者	報告年	治療	症例数	観察期間 か月（中央値）	皮疹消失	皮疹改善	評価法	改善に寄与する因子
Ono[4]	1977	扁摘	73	>3	39 (53%)	58 (79%)*	皮膚科医診察	病悩期間が短い
		非扁摘	84		23 (27%)	32 (38%)		
Kuki[5]	1992	扁摘	117		54 (46%)	87 (74%)	耳鼻科医診察	扁桃炎の既往
		非扁摘	62		21 (34%)	36 (58%)		
浜本[6]	1999	扁摘	318	3-60	(46%)	(96%)	耳鼻科医診察	PAO 合併 非喫煙 術後禁煙
藤原[7]	1999	扁摘	181	3-144 (21)	78 (43%)	147 (81%)	アンケート調査	高齢者
		非扁摘	77		19 (25%)	52 (68%)		
坪田[8]	2000	扁摘	33	>120	20 (61%)	30 (91%)	アンケート調査	
山北[9]	2004	扁摘	23	18	3 (13%)	14 (61%)*	皮膚科医診察	病悩期間が短い
		歯科治療	16		0 (0%)	7 (44%)		
		内服治療	17		0 (0%)	3 (18%)		
藤原[10]	2009	扁摘	42	18		(91%)	PPPASI	
山北[11]	2009	扁摘	26	18	(46%)	(85%)*	皮膚科医診察 （前向き調査）	
		非扁摘	37		(15%)	(35%)		
乾[12]	2012	扁摘	30	(108)		21 (70%)*	アンケート調査	有効率は患者満足度を記載
		非扁摘	92	(60)		31 (34%)		
Takahara[13]	2018	扁摘	138	3-120 (12)	60 (43%)	128 (93%)	自覚的評価	PAO 合併 術後禁煙
		扁摘	80		42 (53%)	72 (90%)	PPPASI	

扁摘：口蓋扁桃摘出術　PAO：pustulotic arthro-osteitis　PPPASI：palmoplantar pustulosis area and severity index
*p＜0.01
（文献 16 より一部改変）

率は81％であり、非扁摘群77例では68％であったと報告している。坪田ら[8]は浜本ら[6]が報告した症例において10年以上経過観察ができた33症例を検討し、皮疹改善率は91％、皮疹消失率は61％と長期においてもその効果は持続することを報告している。また、乾ら[12]のアンケート調査での報告では、比較的長期において患者満足度は扁摘30症例で70％、非扁摘92症例で34％であり、全身麻酔下の手術という侵襲度の高い治療介入においても患者満足度は高いことが示されている。

　皮膚科からの報告として、1977年にOno[4]は扁摘群73例と非扁摘群84例を、その皮疹の改善を診察時の皮膚科医による主観的評価で比較検討した。その結果、扁摘群では皮疹消失率53％、改善率が79％であったのに対して、非扁摘群では改善率が38％と、両群間に統計学的有意差があることを報告している。さらに、山北ら[9]も扁摘群23例では皮疹消失3例（13％）を含め改善率は61％であり、歯科治療群、内服治療群に比較して治療効果が高いことを報告している。また、山北ら[11]はさらに重症度などの患者背景に差のない扁摘群26例と非扁摘群37例の前向き研究を行った。18か月観察した際の評価は、扁摘群では皮疹消失率46％を含めて改善率は85％であったのに対して、非扁摘群の改善率は35％で両群間に統計学的有意差を認めたことを報告した。

　最近になって、掌蹠膿疱症の皮疹所見をスコア化する palmoplantar pustulosis area and severity index（PPPASI）[14]を用いて、扁摘の皮疹改善効果を客観的に評価する検討が行われている。藤原ら[10]は42例の扁摘効果についてPPPASIを用いて評価し、91％に有効以上の効果を認めたと報告している。Takaharaら[13]は掌蹠膿疱症80例において扁摘前後のPPPASIの経時的変化を検討した。その結果、術後1か月からPPPASIは有意に低下し、術後1年で中央値は0になった。また、カプラン・マイヤー法による検討では、12か月後で44％、24か月後で78％の症例に皮疹消失を、70％と95％に皮疹改善を認めると算出された。

（3）口蓋扁桃摘出術の適応

　現在のところ、手術適応を決定する因子として明らかなものは報告されていない。ただし、女性[15]、高齢者[7]、発症から手術までの病悩期間が短い症例[4,9]、扁桃炎の既往がある症例[5]、掌蹠膿疱症性骨関節炎を合併する症例[6,13]、術前PPPASIが低い軽症例[13]、非喫煙症例[6,15]、術後禁煙症例[6,13]において効果が高いとの報告がある。しかし年齢[5,13,15]、性別[9,13]、病悩期間[13]、喫煙歴[9,13]は術後の改善に影響しないという報告もあり、意見が一致していない。したがって、紹介受診となった患者全例において、扁摘の手術リスクをふまえ上記改善率を提示し、患者や主科の意見も考慮し、積極的に手術を勧めるべきと考える。

（高原　幹）

引用文献

1) 小林里実. 掌蹠膿疱症の診療. リウマチ科 2020；63：469-478.
2) Andrews GC, Birkman FW, Kelly RJ. Recalcitrant pustular eruptions of the palms and soles. Arch Derm Syphilol 1934; 29: 548-562.
3) 齋藤英雄, 冨田　寛, 吉川昌三, 他. 扁桃と皮膚疾患. 自扁桃研会誌 1965；5：94-96.
4) Ono T. Evaluation of tonsillectomy as a treatment for pustulosis palmaris et plantaris. J Dermatol 1977; 4: 163-172.
5) Kuki K, Kimura T, Hayashi Y, et al. Focus tonsils and skin diseases with special reference to palmoplantar pustulosis. Adv Otorhinolaryngol 1992; 47: 196-202.
6) 浜本誠, 形浦昭克. 日常臨床における扁桃病巣感染を探る IgA 腎症及び掌蹠膿疱症と扁摘 掌蹠膿疱症に対する扁摘の治療成績. 耳鼻臨床 1999；92：115-118.
7) 藤原啓次, 山本良一, 林　泰弘, 他. 日常臨床における扁桃病巣感染を探る IgA 腎症及び掌蹠膿疱症と扁摘 掌蹠膿疱症　扁摘群と非扁摘群における治療成績を中心として. 耳鼻臨床 1999；92：119-122.
8) 坪田　大, 浜本　誠, 石川忠孝, 他. 掌蹠膿疱症に対する扁摘の臨床効果：その長期予後. 口咽科 2000；12：329-335.
9) 山北高志, 鷲見康子, 矢上晶子, 他. 掌蹠膿疱症に対する口蓋扁桃摘出術の有効性　80例の検討. 日皮会誌 2004；114：2319-2326.
10) 藤原啓次, 林　正樹, 山中昇. 扁桃シンポジウム 扁桃病巣皮膚疾患に対する扁桃摘出術の効果と限界 掌蹠膿疱症に対する扁桃摘出術の効果とその適応. 口咽科 2009；22：39-42.
11) 山北高志, 清水善徳, 内藤健晴, 他. 扁桃シンポジウム 扁桃病巣皮膚疾患に対する扁桃摘出術の効果と限界 掌蹠膿疱症に対する扁桃摘出術の有効性. 口咽科 2009；22：49-54.
12) 乾　智一, 比嘉輝之, 比嘉麻乃, 他. 口蓋扁桃摘出術を行った掌蹠膿疱症患者へのアンケート調査. 耳鼻臨床 2012；105：653-659.
13) Takahara M, Hirata Y, Nagato T, et al. Treatment outcome and prognostic factors of tonsillectomy for palmoplantar pustulosis and pustulotic arthro-osteitis: A retrospective subjective and objective quantitative analysis of 138 patients. J Dermatol 2018; 45: 812-823.
14) Bhushan M, Burden AD, McElhone K, et al. Oral liarozole in the treatment of palmoplantar pustular psoriasis: a randomized, double-blind, placebo-controlled study. Br J Dermatol 2001; 145: 546-553.
15) 石川忠孝, 浜本　誠, 大黒慎二, 他. 掌蹠膿疱症に対する口蓋扁桃摘出術の効果と喫煙との関係. 耳展 1997；40：186-191.
16) 高原　幹. 扁桃病巣疾患の診断と治療. 日耳鼻 2020；123：1393-1397.

II 成人 IgA 腎症

要旨

成人 IgA 腎症において、口蓋扁桃摘出術あるいは口蓋扁桃摘出術＋ステロイドパルス療法はともに臨床的寛解を含めた尿所見の改善効果や腎機能保存などの有効性が示されており、患者や主科の意見もふまえ、口蓋扁桃摘出術を検討する。

(1) 成人 IgA 腎症に対する口蓋扁桃摘出術の効果

IgA 腎症に対する口蓋扁桃摘出術（以下扁摘）については、扁摘単独療法と扁摘にステロイドパルス療法を併用した療法（扁摘＋ステロイドパルス療法：以下扁摘パルス療法）がある。扁摘による IgA 腎症における改善効果を検討した報告は多数認められる。評価には大きく二つのパラメータがあり、本来なら腎保存を主要評価項目とするべきであるが、その評価には 10 年以上の経過観察が必要であり、特に前向きの臨床試験の検討項目としては現実的ではない。その代用として尿蛋白および尿潜血の陰性化（臨床的寛解）があり、将来的な腎保存を予見する因子（surrogate marker）となり得ることが Hotta らの検討によって示されている[1]。IgA 腎症における扁摘の効果に関する主な報告を**表3**[1-16]にまとめた。IgA 腎症に対する扁摘の治療効果は、1990 年代よりアジアや欧州で検証され始めた。特に日本においては、2001 年の Hotta ら[1]による扁摘パルス療法の治療効果の報告後、扁摘パルス療法に関する研究報告が盛んに行われてきた。本稿では、これまでに報告されてきた扁摘の治療効果を、扁摘と扁摘パルス療法それぞれにおける治療評価項目を臨床的寛解と末期腎不全（end stage kidney disease：ESKD）への進行に分けて解説する。

(2) 口蓋扁桃摘出術

〈臨床的寛解をアウトカムとした研究〉

中国からランダム化比較試験の結果が報告されている[11]。扁摘群 49 例と非扁摘群 49 例を平均 4 年間追跡し、治療開始時の臨床所見と腎組織所見に差はなかったが、尿所見の陰性化率は尿潜血 92% vs. 47%、尿蛋白 96% vs. 51% と扁摘群で有意に高く、それぞれの消失をエンドポイントとしたカプラン・マイヤー法では陰性化に至るまでの期間も有意に短かった（尿潜血 3.1 か月 vs. 24.9 か月、尿蛋白 2.5 か月 vs. 26.1 か月）。さらに、尿所見の再燃率も扁摘群で有意に低かった。観察研究では日本および中国から 3 編[4,5,9]あり、いずれの報告においても扁摘群では非扁摘群よりも臨床的寛解率が高かった。Chen ら[5]は平均観察期間 11±4 年と長期間の扁摘群と非扁摘群の比較で、臨床的寛解率は扁摘群で有意に高い（46% vs. 28%）ことを示した。Maeda ら[9]は初期治療としてステロイド療法を受けていない扁摘群 20 例と非扁摘群 111 例のサブ解析において、扁摘群では臨床的寛解率が高いことを示した。さらに扁摘前の性別、年齢、臨床所見、腎組織所見を調整した多変量解析においても、扁摘による臨床的寛解は非扁摘と比べてハザード比 3.90（95％信頼区間 2.46-6.18）をもって有意に高率であることが示されている。

〈末期腎不全（ESKD）をアウトカムとした研究〉

6 つの観察研究の報告があった[3-5,9,15,16]。いずれも扁摘群では非扁摘群と比較して ESKD への進行が有意に抑制されていた。耳鼻咽喉科からの報告として、Akagi ら[3]は扁摘単独群 41 例と非扁摘群 30 例を平均 13 年間と長期間観察し、扁摘群では腎生存率 95% と非扁摘群 73% より有意に高い（p<0.05）と報告している。扁摘群の術前腎生検による組織障害が軽度であるほうが重度腎組織障害よりも扁摘が有効（96% vs 63%、p<0.01）で、扁摘効果を予測する因子として術前腎生検での組織所見は有用であると考察している。

表3 成人 IgA 腎症に対する口蓋扁桃摘出術の効果

報告者	報告年	治療法	症例数	年齢	性別(男:女)	観察期間 か月(中央値)	臨床的寛解	腎生存例	備考
Hotta[1]	2001	扁摘パルス	191	33.5±12.1		82.3±38.2 全329例	114 (59.7%)*		寛解に至った48%(157例/全体329例)の独立因子として扁摘が寄与 寛解症例はその後腎機能低下なく、サロゲートマーカーとして有用
		パルス	34	36.9±13.6			12 (35.3%)		
Sato[2]	2003	扁摘パルス	30	46.3±10.7	20:10	12-137 (70.3)		26 (86.7%)*	血清Cr>1.5mg/dLの重症例を対象とした研究 血清Cr 2-2.5mg/dLの症例においては群間に差を認めず
		ステロイド	25	47.5±13.9	20:5			11 (44.0%)	
		その他	15	45.3±13.7	11:4			4 (26.7%)	
Akagi[3]	2004	扁摘	41	8-58 (29.78)	19:22	120-262 (158.9)	10 (24%)	39 (95%)**	扁摘群の術前腎組織障害度が軽度であるほど扁摘による腎機能保存が期待できる
		非扁摘	30	12-50 (33.0)	13:17	120-206 (151.1)	4 (13%)	22 (73%)	
Komatsu[4]	2005	扁摘±ステロイド	104	31.4±13.5	112:125	69.5±50.5	33 (32%)*	95 (91%)	扁摘群では28%に、非扁摘群では37%にステロイド投与を行った ログランク検定、単変量、多変量解析では扁摘は腎生存に有意に寄与していた
		非扁摘±ステロイド	133			56.7±40.5	22 (17%)	112 (84%)	
Chen[5]	2007	扁摘±ステロイド	54	24.7±9.08		139.8±49.7	25 (46%)**	52 (96%)	ログランク検定では扁摘は腎生存に寄与する傾向にあった (p=0.059)
		非扁摘±ステロイド	58	29.8±9.87		120.7±49.6	16 (28%)	51 (88%)	
Miyazaki[6]	2007	扁摘パルス	75	34.4±11.8	43:58	60	52 (69%)**		尿蛋白と血清Cr値によりステージ分類を行うと、全体において軽症例が寛解率高い
		パルス	18				7 (39%)		
		その他(扁摘3例)	8				3 (38%)		
Komatsu[7]	2008	扁摘パルス	35	30.9±12.3	11:24	49.3±15.6	19 (54%)**	35 (100%)	非ランダム化比較試験 腎死:血清Cr値2倍以上 扁摘+パルス群(n=11)のみで治療後メサンギウム増殖抑制を認める
		パルス	20	27.0±10.7	10:10	62.4±27.0	5 (25%)	19 (95%)	
Kawaguchi[8]	2010	扁摘パルス	240	31±12.8	112:128	24	174 (73%)*		扁摘パルス群では組織学病変が軽症例で臨床的寛解となる確率が有意に高い
		扁摘	67	34.1±13.6	32:35		23 (34%)		
		パルス	23	46.4±15.2	12:11		9 (39%)		
		その他	58	43.5±13.6	21:37		10 (17%)		
Maeda[9]	2012	扁摘±ステロイド	70	25.2-36.7 (31.0)	19:51	(84)	34.2%/年*	腎機能低下例 0.5%/年*	腎機能低下:GFRが正常の30%以下に低下扁摘群では71%に、非扁摘群では15%にステロイド投与を行った 寛解率、腎機能低下はログランク検定による推定値
		非扁摘±ステロイド	130	23.0-48.5 (32.1)	48:82		9.3%/年	腎機能低下例 4.8%/年	
Kawamura[10]	2014	扁摘パルス	33	36±13	17:16	12	約47%		ランダム化比較試験 臨床的寛解率は論文の表からの推定値 尿蛋白の消失率は扁摘+パルス群で有意に高い結果となっている
		パルス	39	40±13	18:21		約29%		
Yang[11]	2016	扁摘+内服薬	49	28.78±7.08	22:27	(48)	45 (92%)* 47 (96%)*		ランダム化比較試験 尿潜血(上段)と尿蛋白(下段)を分けて記載しているので臨床的寛解は不明 内服薬:tripterygium glycosides
		内服薬	49	31.28±10.64	23:26		23 (47%) 25 (51%)		
Feehally[12]	2016	扁摘	41	34.9±16.0	21:20	23-77 (39) 全61例		38 (93%)	腎死:透析開始、あるいはeGFR50%以下 扁摘61例、非扁摘988例をネステッドケースコントロール研究で背景を是正した両群41例を抽出している 扁摘61例中、17例のみがIgA腎症診断後に扁摘を行っている
		非扁摘	41	36.1±17.9	21:20	28-93 (54) 全988例		33 (80%)	

第2章

各論

報告者	報告年	治療法	症例数	年齢	性別（男：女）	観察期間 か月（中央値）	臨床的寛解	腎生存例	備考
Hoshino[13]	2016	扁摘パルス	209	36.4±11.7	110：99	84.0±52.8		99.3/96.3/86.3/86.3%**	5年/10年/15年/20年の腎保存率を記載 カプラン・マイヤー法にて扁摘パルスは他の治療より有意に腎生存に寄与していた グループ解析にてCKD grade1-2で尿蛋白1g以上の症例にて腎生存に寄与していた
		パルス	103	46.2±18.3	49：54	79.2±64.8		90.6/85.7/85.7/85.7%	
		ステロイド	300	40.6±15.7	166：134	124.8±87.6		89.8/79.7/71.3/65.3%	
		RAS阻害薬	515	48.8±14.4	313：202	96.0±76.8		93.1/84.8/73.6/69.1%	
Komatsu[14]	2016	扁摘パルス	46	32.1±12.9	15：31	52.1±27	33 (72%)**	46（100%）	腎死：透析開始、あるいは血清Cr値2倍以上 扁摘＋ステロイドパルスは臨床的寛解の独立した予後因子であった
		ステロイド	9	34.0±13.6	5：4	63.5±45.7	4 (44%)	9（100%）	
		その他（扁摘7例）	24	38.6±17.4	11：13	61.9±37.4	10 (42%)	23 （96%）	
Matsumoto[15]	2018	扁摘	37	24-37 (26)	8：29	45-134 (72)		37（100%）**	扁摘87例、非扁摘120例をmild cohortにて症例を抽出
		非扁摘	57	24-42 (30)	25：32	39-242 (109)		50 （88%）	
Hirano[16]	2019	扁摘±ステロイド	153	24-46 (31)	66：87	22.8-102 (70) 全1065例		146 （95%）*	腎死：透析開始、あるいは血清Cr値1.5倍以上 扁摘群では65%に、非扁摘群では63%にステロイド投与を行った 腎生存はログランク検定でも有意差あり
		非扁摘±ステロイド	153	23-44 (30)	70：83			133 （87%）	

扁摘：口蓋扁桃摘出術　パルス：ステロイドパルス療法　ステロイド：ステロイド療法　renin-angiotensin system：RAS
*p＜0.01　**p＜0.05

（文献17より一部改変）

　Matsumoto[15]らは、主要評価項目をESKDの発症またはESKD発症前のすべての死因とした複合アウトカム、副次的評価項目をeGFRの半減として解析を行った。母集団である扁摘群87例と非扁摘群120例、さらに傾向スコアを用いてマッチングさせた各群87例のログランク検定では、有意差をもって扁摘群のESKD発生が抑制されていた。さらに、症例数を減らした扁摘群37例、非扁摘群57例のマイルドコホートにおいても、扁摘群ではESKD進行症例を認めず、2群間でのχ^2検定にて有意差を認めた。ただし、ログランク検定や周辺構造モデルを利用した多変量解析では傾向はあるものの有意差は認められなかった。さらに、Hirano ら[16]は2002〜2004年に登録したIgA腎症1065例を平均5.8年追跡した日本の全国多施設コホート研究について報告している。年齢、性差、臨床像などの背景因子をプロペンシティスコアマッチングにて行った扁摘群153例では、非扁摘群153例よりも血清クレアチニン値の1.5倍化または人工透析導入に至る頻度および腎生検後1年でのステロイド薬やレニン・アンジオテンシン系（renin-angiotensin system：RAS）阻害薬による追加治療を有意に抑制した。さらに、腎生存を評価項目とした全症例における多変量解析において扁摘が有意に腎生存に寄与していることが示された。

　国外からの報告として、Chen ら[5]は、上述のように10年以上の長期成績の結果、腎生存率は扁摘群、非扁摘群にて96%、88%と統計的有意差は認めなかったが、ログランク検定でp＝0.059と扁摘群で有意な傾向を認め、より長期的な経過観察によって有意差を認める可能性があると考察している。eGFRの50%減少またはESKDを複合評価項目とする欧州多施設研究[12]では、扁摘の治療効果は認められなかったとしている。本研究は1147例からのネステッドケースコントロール研究で、扁摘群61例と非扁摘群988例を抽出している。うち扁摘群にはIgA腎症診断前の小児期に扁摘がなされた44例を含み、両群から背景因子を是正した各41例を抽出し比較した結果、有意差はないと結論づけている。腎生検後扁摘を行った17例ではESKDに至った症例は認めなかったが、背景因子を合わせた非扁摘群51例においてもESKDとなった症例は2例であり、有意差は認められていない。なお、本研究は平均観察期間が4.7年と比較的短いことも留意すべきである。

(3) 口蓋扁桃摘出術＋ステロイドパルス療法

〈臨床的寛解をアウトカムとした研究〉

　ランダム化比較試験は日本からの 1 編の報告があった[10]。多施設エントリーによる扁摘パルス療法群（ステロイドパルス療法は隔月で 3 コース）33 例とステロイド療法単独群 39 例において、治療 1 年間という短期間では臨床的寛解率は 47％ vs. 29％（論文の表より推定）で有意差は認めなかったが、尿蛋白の消失率は扁摘パルス療法群のほうが有意に高く、多変量解析でもオッズ比 2.98（95％信頼区間 1.01-2.83、p＝0.049）と扁摘パルス療法の優位性を示した。

　非ランダム化比較試験も日本から 1 編の報告[7]があった。扁摘パルス療法群 35 例とステロイドパルス療法群 20 例の 4.5 年後の臨床的寛解率は、54 vs. 25％であり、扁摘パルス療法群で有意に高かった。また、日本からの観察研究の報告[1,6,8,14]では、いずれの研究でも扁摘パルス療法は対照群と比較して有意に高い臨床的寛解率を示した。ただし、これらの観察研究では、対照群の治療内容がステロイドパルス療法、経口ステロイド療法、免疫抑制薬、扁摘単独など多岐にわたること、扁摘パルス療法におけるステロイドパルス療法の内容の違い、臨床的寛解の定義の違いがある。

〈ESKD をアウトカウムとした研究〉

　ランダム化比較試験を含めた前向き試験の報告はなかった。Sato ら[2]は、扁摘パルス療法施行 30 例を含む血清クレアチニン値 1.5 mg/dL 以上の 70 例を平均 5.9 年間追跡した。扁摘パルス療法はステロイドパルス療法、その他の治療法と比較して、ESKD への進行を有意に低下させ、治療前血清クレアチニン値が 1.5〜2.0 mg/dL ではより効果的であることを示した。Hoshino ら[13]は、扁摘パルス療法施行 209 例を含む 1127 例を平均 8.3 年追跡し、全症例において扁摘パルス療法は、ステロイドパルス療法、経口ステロイド、RAS 阻害薬と比較して ESKD への進展リスクを減少することをログランク検定にて示した。さらにグループ解析によって、CKD ステージ G1-2 で尿蛋白 1 g/gCre 以上ではその傾向が顕著となるが、それ以外の条件ではステロイドパルス療法と比較して扁摘パルス療法の優位性は認められなかったと報告した。

(4) 成人 IgA 腎症における口蓋扁桃摘出手術の適応

　現在のところ、IgA 腎症における扁摘の適応基準として明確なものはないが、大部分の報告が扁摘の有用性を示唆している。扁摘と保存的治療を比較する RCT を行うのが理想であり、すでに本邦でも RCT が行われている[10]。現在報告されているのは治療後 1 年のみの結果であるが、その後の長期観察結果が期待される。

　以上をまとめると、扁摘が IgA 腎症の予後改善に働く可能性が高く、紹介受診となった患者全例において、扁摘の手術リスクをふまえ上記改善率を提示し、患者や主科の意見も考慮し、積極的に扁摘を勧めるべきと考えられる。

（井下　綾子）

引用文献

1) Hotta O, Miyazaki M, Furuta T, et al. Tonsillectomy and steroid pulse therapy significantly impact on clinical remission in patients with IgA nephropathy. Am J Kidney Dis 2001; 38: 736-743.
2) Sato M, Hotta O, Tomioka S, et al. Cohort study of advanced IgA nephropathy: efficacy and limitations of corticosteroids with tonsillectomy. Nephron Clin Pract 2003; 93: 137-145.
3) Akagi H, Kosaka M, Hattori K, et al. Long-term results of tonsillectomy as a treatment for IgA nephropathy. Acta Otolaryngol Suppl 2004; 555: 38-42.
4) Komatsu H, Fujimoto S, Hara S, et al. Multivariate analysis of prognostic factors and effect of treatment in patients with IgA nephropathy. Ren Fail 2005; 27: 45-52.
5) Chen Y, Tang Z, Wang Q, et al. Long-term efficacy of tonsillectomy in Chinese patients with IgA nephropathy. Am J Nephrol 2007; 27: 170-175.
6) Miyazaki M, Hotta O, Komatsuda A, et al. A multicenter prospective cohort study of tonsillectomy and steroid therapy in Japanese patients with IgA nephropathy: a 5-year report. Contrib Nephrol 2007; 157: 94-98.

7) Komatsu H, Fujimoto S, Hara S, et al. Effect of tonsillectomy plus steroid pulse therapy on clinical remission of IgA nephropathy: a controlled study. Clin J Am Soc Nephrol 2008; 3: 1301-1307.

8) Kawaguchi T, Ieiri N, Yamazaki S, et al. Clinical effectiveness of steroid pulse therapy combined with tonsillectomy in patients with immunoglobulin A nephropathy presenting glomerular haematuria and minimal proteinuria. Nephrology (Carlton) 2010; 15: 116-123.

9) Maeda I, Hayashi T, Sato KK, et al. Tonsillectomy has beneficial effects on remission and progression of IgA nephropathy independent of steroid therapy. Nephron Dial Transplant 2012; 27: 2806-2813.

10) Kawamura T, Yoshimura M, Miyazaki Y, et al. A multicenter randomized controlled trial of tonsillectomy combined with steroid pulse therapy in patients with immunoglobulin A nephropathy. Nephron Dial Transplant 2014; 29: 1546-1553.

11) Yang D, He L, Peng X, et al. The efficacy of tonsillectomy on clinical remission and relapse in patients with IgA nephropathy: a randomized controlled trial. Ren Fail 2016; 38: 242-248.

12) Feehally J, Coppo R, Troyanov S, et al. Tonsillectomy in a European Cohort of 1,147 Patients with IgA Nephropathy. Nephron 2016; 132: 15-24.

13) Hoshino J, Fujii T, Usui J, et al. Renal outcome after tonsillectomy plus corticosteroid pulse therapy in patients with immunoglobulin A nephropathy: results of a multicenter cohort study. Clin Exp Nephrol 2016; 20: 618-627.

14) Komatsu H, Sato Y, Miyamoto T, et al. Significance of tonsillectomy combined with steroid pulse therapy for IgA nephropathy with mild proteinuria. Clin Exp Nephrol 2016; 20: 94-102.

15) Matsumoto K, Ikeda Y, Yamaguchi S, et al. Long-term outcomes of tonsillectomy for IgA nephropathy patients: A retrospective cohort study, two-centre analysis with the inverse probability therapy weighting method. Nephrology (Carlton) 2018; 23: 846-854.

16) Hirano K, Matsuzaki K, Yasuda T, et al. Association between tonsillectomy and outcomes in patients with immunoglobulin A nephropathy. JAMA Netw Open 2019; 2: e194772.

17) 高原　幹. 扁桃病巣疾患の診断と治療. 日耳鼻 2020；123：1393-1397.

III 小児 IgA 腎症

要旨

重症小児 IgA 腎症に対して、口蓋扁桃摘出術あるいは口蓋扁桃摘出術＋ステロイドパルス療法は血尿・蛋白尿の改善、腎機能低下の予防等の有効性が示されており、患者、家族、主科の意見もふまえ、口蓋扁桃摘出術を検討する。

(1) 小児 IgA 腎症

小児 IgA 腎症は、本邦では特に学校検尿システムにより小児 IgA 腎症患者が早期に発見できる背景があるため、諸外国と異なり発症早期の患者を対象とした臨床試験がなされてきた[1-2]。その予後に関しては、本邦の検討では、発症後 15 年目で 57% の症例は尿所見が正常化しているが、9% は腎不全に進行し、34% の症例で血尿・蛋白尿が持続していたと報告されており、必ずしも良好ではないことが示されている[1-3]。小児 IgA 腎症の治療については、本邦では日本小児腎臓病学会による『小児 IgA 腎症診療ガイドライン 2020』（以下小児 2020）が 10 年ぶりに改訂された[4]。その改訂版においても、小児 IgA 腎症の治療の主体は薬物療法で、臨床症状と病理組織像をもとにした分類における軽症例においては、アンジオテンシン変換酵素阻害薬を中心とする治療、重症例には 2 年間のステロイド薬、免疫抑制薬、アンジオテンシン変換酵素阻害薬の 3 剤による多剤併用療法が奨励されている[4-7]。

(2) 小児 IgA 腎症に対する口蓋扁桃摘出術（＋ステロイドパルス療法）

小児 IgA 腎症に対する口蓋扁桃摘出術（以下扁摘）については、扁摘単独療法と扁摘＋ステロイドパルス療法（以下扁摘パルス療法）がある。代表的な報告を**表 4**にまとめた[8-14]。

〈重症度、あるいは手術時期における有効性の比較〉

竹村ら[10]は、予後比較的良好群 12 例と予後比較的不良群 19 例の扁摘前後の臨床像と腎組織を評価した結果、両群ともに扁摘後尿所見の改善効果が得られ、腎組織においてもほぼ同等の改善を示した。また、診断から扁摘までの期間が短いほど、尿所見、腎病理所見の改善が認められた。Yamada ら[13]は扁摘と短期間のステロイドパルスを行った重症 IgA 腎症群 24 例と軽症 IgA 腎症群 30 例を中央値 5 年間観察した結果、両群とも尿蛋白および尿潜血の陰性化（臨床的寛解）を高率に認め、腎機能低下症例を認めなかったと報告した。Nishi ら[11]は、扁摘の時期を診断時より 3 年以内に施行した群 13 例と 3 年以後に施行した群 12 例に分け、後ろ向きに臨床像、腎組織、予後を検討した結果、3 年以内に施行した群において臨床的寛解が多くみられ、組織学的活動性も有意に抑制されることを報告した。

〈多剤併用療法と口蓋扁桃摘出術＋ステロイドパルス療法の比較〉

Kawasaki ら[8]は、びまん性メサンギウム増殖を示す重症小児 IgA 腎症患者 32 例を対象に、ランダムに扁摘パルス療法＋抗凝固薬＋抗血小板薬群 16 例とステロイド薬＋免疫抑制薬＋抗凝固薬＋抗血小板薬による多剤併用療法群 16 例に振り分け、平均約 3 年間追跡した。その結果、扁摘パルス療法群は 12 例（75%）、多剤併用療法群は 9 例（56%）に尿所見寛解を認め、両群ともに腎病理所見での急性変化（activity index：AI）の改善と慢性変化（chronicity index：CI）の増悪がないことを報告した。さらに、観察期間中、多剤併用療法群では扁桃炎などに伴う尿所見の増悪が半数以上にみられたが、扁摘パルス療法群では認められなかった。さらに、Kawasaki ら[14]は、引き続き症例を平均 7～11 年と長期に観察し、扁摘パルス療

表4　小児 IgA 腎症に対する口蓋扁桃摘出術の効果

報告者	報告年	治療法	症例数	年齢（中央値）性別	観察期間	臨床的寛解	腎組織	備考
Kawasaki[8]	2006	扁摘パルス＋抗凝固薬＋抗血小板薬	16例（重症例）	年齢13.0±2.0 男：女 9：7	36.1±7.9か月	12（75%）	両群ともAIの改善ありCIの増悪認めず	前向き試験 治療後腎機能低下症例は両群なし 多剤併用療法群では扁桃炎に伴う尿所見の増悪が半数以上あり
		多剤併用療法	16例（重症例）	年齢11.3±3.0 男：女 8：8	37.6±8.5か月	9（56%）		
Kawasaki[9]	2009	多剤併用療法無効→扁摘パルス＋抗凝固薬＋抗血小板薬	11例	年齢11.7±2.0 男：女 7：4	平均24.7か月	7（64%）	扁摘後再生検6例 AI：全例で改善 CI：4例で改善	多剤併用療法では、免疫抑制薬は使用されておらず治療後も腎機能低下症例なし
竹村[10]	2010	扁摘	31例 予後比較的良好 12 予後比較的不良 19 多剤併用療法後 15	不明	不明	尿潜血 改善31（100%）尿蛋白 有意に改善	扁摘後再生検19例 AI：ほぼ全例に改善 CI：詳細不明	診断から5年以内の扁摘で尿異常所見、診断から3年以内の扁摘で腎病理所見改善効果が高い 扁摘前腎病理の違いは扁摘後の尿所見、腎病理改善に寄与せず
Nishi[11]	2012	扁摘	25例 診断-扁摘<3年 13 それ以上 12	年齢14.3±5.6 男：女 13：12	中央値2.3年	10（40%）	扁摘後再生検19例 AI：早期扁摘群で有意に低下 CI：いずれの群でも変化なし	診断後3年以内の扁摘では尿所見の完全寛解が多く、組織学的活動性も有意に抑制される
Kawasaki[12]	2017	扁摘パルス	18例	年齢11.6±2.5 男：女 10：8	8.9±2.5年	17（94%）	IgA・C3沈着・線維化・半月体形成低下（Oxford分類）	多剤併用療法だが、11例は免疫抑制薬は使用されていない（Kawasaki, 2009の11症例を含む）両群とも治療後腎機能低下症例なし
		多剤併用療法後再発→扁摘パルス＋抗凝固薬＋抗血小板薬	15例	年齢11.7±2.0 男：女 11：4	8.2±4.1年	13（87%）		
Yamada[13]	2018	扁摘パルス	54例 重症IgAN 24 中等症IgAN 30	年齢4.8-17.9（12.2）男：女 32：22	中央値5年（2-10）	尿潜血 消失47（87%）尿蛋白 消失54（100%）	評価なし	重症：尿蛋白高度、腎病理重症 ログランク検定で重症群が有意に尿蛋白消失が低い 腎機能低下症例なし
Kawasaki[14]	2018	扁摘パルス	17例	年齢11-13（12）男：女 10：7	7.1-11.2年（10）	15（88%）	両群ともに半月体形成・糸球体硬化減少（Oxford分類）	両群ともに腎機能低下症例なし 多剤併用療法群での悪化5例は扁摘パルスを施行
		多剤併用療法	44例	年齢10-14（12）男：女 28：26	8.2-11.3年（9.2）	30（68%）		

扁摘：口蓋扁桃摘出術　パルス：ステロイドパルス療法　多剤併用療法：ステロイド薬＋免疫抑制薬＋抗凝固薬＋抗血小板薬　AI：activity index
CI：chronicity index

法群17例と多剤併用療法群44例を後ろ向きに比較した結果、両群で同等の高い臨床的寛解率と、腎機能の保持、腎病理所見の改善を認めたとしている。また、多剤併用療法群での悪化5症例は扁摘パルス療法を施行したと報告している。

〈治療抵抗性小児 IgA 腎症への口蓋扁桃摘出術＋ステロイドパルス療法の効果〉

　Kawasaki ら[9]は2年間のステロイド薬、抗凝固薬、抗血小板薬の3剤併用療法にて臨床的寛解を認めなかった11例に扁摘パルス療法を行った。その結果、術後平均24.7か月で7例に尿所見の寛解を認め、残る4例も軽微な尿所見異常が残存したのみであり、腎病理所見においても、検査した6例全例にAIの、4例にCIの改善を認めたと報告している。さらに、Kawasaki ら[12]は多剤併用療法での再発症例で層別化した検討を行い、扁摘パルス療法初回治療群18例と、多剤併用薬物療法での再発症例への扁摘パルス療法群15例を中央値8年以上と長期的に比較した結果、両群とも術後尿所見、血清クレアチニン値、腎糸球体半月体形成の有意な減少を認めたが、群間の差はなかったと報告している。

（3）小児 IgA 腎症への口蓋扁桃摘出手術（＋ステロイドパルス療法）の適応

　上記結果から、小児 IgA 腎症に対する扁摘あるいは扁摘パルス療法は多剤併用療法と同様に有効である
と考えらえる。『小児 2020』では、重症例における多剤併用療法にて効果が不十分な IgA 腎症における選択
肢として本治療が言及されている[4]。そのため、紹介される症例は治療抵抗性 IgA 腎症である場合が多いと
考えられるが、その状態においても本治療による治療効果が期待できるため、扁摘の手術リスクをふまえ上
記改善率を提示し、患者、家族、主科の意見も考慮し、積極的に手術を勧めるべきであると考えられる。

（井下　綾子）

引用文献

1) Yoshikawa N, Iijima K, Ito H. IgA nephropathy in children. Nephron 1999; 83: 1-12.
2) Nozawa R, Sizuki J, Takahashi A, et al. Clinicopathological features and the prognosis of IgA nephropathy in Japanese children on long-term observation. Clin Nephrol 2005; 64: 171-179.
3) Yoshikawa N, Tanaka R, Iijima K. Pathophysiology and treatment of IgA nephropathy in children. Pediatr Nephrol 2001; 16: 446-457.
4) 日本小児腎臓病学会（編）. 小児 IgA 腎症診療ガイドライン 2020. 東京：診断と治療社：2020.
5) Yoshikawa N, Ito H, Sakai T, et al. A controlled trial of combined therapy for newly diagnosed severe childhood IgA nephropathy. The Japanese Pediatric IgA Nephropathy Treatment Study Group. J Am Soc Nephrol 1999; 10: 101-109.
6) Yoshikawa N, Honda M, Iijima K, et al. Steroid treatment for severe childhood IgA nephropathy: a randomized, controlled trial. Clin J Am Soc Nephrol 2006; 1: 511-517.
7) Yoshikawa N, Nakanishi K, Ishikura K, et al. Combination therapy with mizoribine for severe childhood IgA nephropathy: a pilot study. Pediatr Nephrol 2008; 23: 757-763.
8) Kawasaki Y, Takano K, Suyama K, et al. Efficacy of tonsillectomy pulse therapy versus multiple-drug therapy for IgA nephropathy. Pediatr Nephrol 2006; 21: 1701-1706.
9) Kawasaki Y, Suyama K, Abe Y, et al. Tonsillectomy with methylprednisolone pulse therapy as rescue treatment for steroid-resistant IgA nephropathy in children. Tohoku J Exp Med 2009; 218: 11-16.
10) 竹村　豊, 岡田　満, 柳田英彦, 他. 小児期 IgA 腎症に対する扁桃腺摘出療法の臨床病理学的有効性の検討. 日児腎誌 2010：23：168-171.
11) Nishi H, Sugimoto K, Fujita S, et al. Effect and therapeutic mechanisms of tonsillectomy for childhood IgA nephropathy. Nephrology (Carlton) 2012; 17: 658-664.
12) Kawasaki Y, Maeda R, Kanno S, et al. Long-term follow up of pediatric immunoglobulin A nephropathy treated with tonsillectomy plus methylprednisolone pulse therapy. Pediatr Int 2017; 59: 41-47.
13) Yamada A, Fujinaga S, Sakuraya K, et al. Initial treatment with pulse methylprednisolone followed by short-term prednisolone and tonsillectomy for childhood IgA nephropathy. Clin Exp Nephrol 2018; 22: 1143-1149.
14) Kawasaki Y, Maeda R, Kanno S, et al. Comparison of long-term follow-up outcomes between multiple-drugs combination therapy and tonsillectomy pulse therapy for pediatric IgA nephropathy. Clin Exp Nephrol 2018; 22: 917-923.

第2章

各論

腎移植後 IgA 腎症

要旨

腎移植後 IgA 腎症において、口蓋扁桃摘出術あるいは口蓋扁桃摘出術＋ステロイドパルス療法は尿所見の改善、腎障害進行抑制等の有効性が示されており、患者や主科の意見もふまえ、口蓋扁桃摘出術を検討する。

(1) 腎移植後 IgA 腎症における口蓋扁桃摘出術

　腎移植後 IgA 腎症患者における口蓋扁桃摘出術（以下扁摘）後の尿所見（尿蛋白、尿潜血）や血清クレアチニン値の変化について記載ある主な報告を**表5**にまとめた[1-14]。耳鼻咽喉科、泌尿器科、移植外科と報告科はまちまちであるが、科によって報告内容は大きく変わらない。大部分は本邦の報告であり、約半数はステロイドパルス療法を併用している。腎移植後 IgA 腎症への扁摘の予後に関する報告は次第に増えており、扁摘後の尿所見の改善、腎障害進行抑制の報告が多い。扁摘後の観察期間が短い報告が大部分であり、現状では扁摘のみで腎移植後 IgA 腎症が完治するとは言及できないが、少なくとも進行を抑制する効果はあると考えられる。予防的扁摘は腎移植前後で再発前に行う計画的扁摘であるが、まだ報告が少なく明確な結論は出ていない。

(2) 腎移植から再発、口蓋扁桃摘出術までの期間

〈腎移植からの再発時期〉

　植木ら[1]は44か月後に、鈴木ら[6]は平均72か月後（40〜144か月後）に、Sakaiら[2]は72か月後に、土井ら[14]は平均85か月後（60〜90か月後）に、Tsuchiyaら[5]は18か月後と36か月後に、Kennnokiら[4]は、移植1か月、12か月、18か月後のプロトコール腎生検で再発を認め、Wangら[10]は平均20か月後に異常尿所見を認め、それより3〜5か月後に腎生検を行い、再発を認めたとしている。

〈腎移植から扁摘までの期間〉

　倉田ら[7]は平均74か月後（15〜180か月）に、Ushigomeら[3]は平均52か月後（17〜102か月）に、田中ら[13]は平均45か月後に、Koshinoら[8]は平均76か月後に、Hottaら[9]は平均44か月後に扁摘を行っている。腎移植から扁摘までの期間が短いことは、再発・再燃までの期間がさらに短いことを意味している。今回提示した報告の中で、腎移植から再発・再燃の期間が1年程度の症例が存在し、IgA 腎症の活動性が高い症例の存在が示唆される。

(3) 口蓋扁桃摘出術による効果

〈口蓋扁桃摘出術（＋ステロイドパルス療法）による効果〉

　耳鼻咽喉科からの報告では、植木ら[1]は腎移植後 IgA 腎症に扁摘を行い、扁摘後1年3か月後に尿所見の悪化を認めステロイドパルス療法を追加し、約1か月後に尿蛋白が改善した症例を提示している。倉田ら[7]は12例に扁摘、1例に扁摘パルス療法を行い、平均13.4か月の観察で血清クレアチニン値9例改善、尿蛋白は改善傾向にあり、特に腎障害度が軽度の症例では有意な改善を認めたと報告している。これらの報告が短期間の観察であるのに対し、鈴木ら[6]は腎移植後 IgA 腎症5例に扁摘を行い、4例が扁摘後21〜68か月の観察期間にて尿蛋白および尿潜血が陰性（臨床的寛解）となり腎死を予防できたと報告している。土井

表5　腎移植後 IgA 腎症に対する口蓋扁桃摘出術の効果

報告者	報告年	治療法	症例数	観察期間 か月 （中央値）	尿所見	腎機能	備考
植木[1]	2006	扁摘パルス	1	18	蛋白定量正常化		蛋白定量正常
Sakai[2]	2009	扁摘	1	57	寛解（100%）	悪化なし	術後 6 か月で尿蛋白、36 か月で尿潜血消失
Ushigome[3]	2009	扁摘	4	8-18（13.5）	寛解（100%）	悪化なし	扁摘後中央値 9.5 か月で寛解
Kennnoki[4]	2009	扁摘	16	（62.1）＊	蛋白尿改善	悪化なし	扁摘後約 17 か月観察
		非扁摘	12	（59.8）＊	蛋白尿改善なし	悪化なし	＊再発から観察終了までの期間
Tsuchiya[5]	2010	扁摘パルス	2	18	寛解（100%）	悪化なし	扁摘後 5 か月で寛解
鈴木[6]	2011	予防的扁摘	1	68	悪化なし	悪化なし	
		扁摘	5	21-68（45）	4 例（80%）寛解	1 例透析	透析例は尿所見非寛解例
倉田[7]	2012	扁摘	12	1-23（13）	5 例（42%）寛解	悪化なし	血清クレアチニン 9 例改善
		扁摘パルス	1	9	非寛解	悪化なし	
Koshino[8]	2013	扁摘	7	＞36	3 例（43%）寛解	2 例透析	透析 2 例は再発時の腎病理所見が重症
Hotta[9]	2013	扁摘	15	12	血尿消失 5/6 例（83%） 蛋白尿消失 2/9 例（22%）	悪化なし	
Wang[10]	2014	扁摘パルス	5	6-20（11）	蛋白尿改善	悪化なし	扁摘のみ 2 例、症例別には記載なし
Sato[11]	2014	予防的扁摘	28	（26.4）	4 例再発（14%）	悪化なし	7 例が透析前に扁摘
		非扁摘	50	（45.6）	8 例再発（16%）	悪化なし	
永井[12]	2016	予防的扁摘	25	＞24	再発なし	悪化なし	24 か月以内も含めると 39 例、すべて再発なし
田中[13]	2017	扁摘	14	（約52）	8 例（57%）寛解	悪化なし	寛解：尿蛋白 0.3 g/日未満
		非扁摘	9		不明	3 例透析	
土井[14]	2020	扁摘パルス	3	120 か月	2 例（66%）寛解	悪化なし	長期経過を観察
		扁摘	1		寛解（100%）	悪化なし	

扁摘：口蓋扁桃摘出術　パルス：ステロイドパルス療法　寛解：臨床的寛解

ら[14]は腎移植後 IgA 腎症に扁摘を行った 4 症例の 10 年予後を報告し、3 例で臨床的寛解、全例において腎機能の悪化を認めなかったと報告している。一方泌尿器科からの報告では、Sakai ら[2]は扁摘後 57 か月の観察を行っており、扁摘 6 か月後に尿蛋白、3 年後に尿潜血の消失を認めた 1 例を提示している。Tsuchiya ら[5]は 2 例に扁摘パルス療法を行い、扁摘 1 か月後と 3 か月後に蛋白尿が消失したと報告している。Wang ら[10]は 5 例の扁摘症例において、扁摘後平均 11.2 か月で蛋白尿は平均 60.8 mg/日減少、血清クレアチニン値は軽度の改善傾向にあったとしている。移植外科からの報告では、Ushigome ら[3]は 4 例に扁摘を行い扁摘後 4〜13 か月で臨床的寛解を認めたと報告している。Hotta ら[9]は 15 症例に扁摘を行い、扁摘 12 か月後に尿潜血は 6 例から 1 例に減少し、重度蛋白尿があった 3 例はいずれも尿蛋白は改善したと報告している。Koshino ら[8]は腎障害度により重度 2 例、中等度 1 例、軽度 4 例の 3 群に分けて扁摘を行い、軽度腎障害例 4 例に尿所見や血清クレアチニン値の速やかな改善を認めたと報告している。

〈口蓋扁桃摘出術施行例と非施行例における予後の比較〉

　Kennoki ら[4]は腎移植後 IgA 腎症を扁摘群 16 例と非扁摘群 12 例に分け予後を追跡し、扁摘群は蛋白尿が改善したが、非扁摘群は蛋白尿の改善は認めなかったと報告している。また、田中ら[13]は扁摘群 14 例と非扁摘群 9 例において非扁摘群 3 例が透析となったが、扁摘群は全例腎死を予防できたと報告している。

〈予防的口蓋扁桃摘出術〉

　Sato ら[11]は IgA 腎症により腎不全に陥った症例を予防的扁摘群 28 例（うち 7 例は透析前の小児期に手術施行）、非扁摘群 50 例に分け、移植前扁摘群は平均 26.4 か月、非扁摘群は平均 45.6 か月の経過観察を行い、2 群間に再発率の差を認めなかったと報告している。永井ら[12]は腎不全の原因が IgA 腎症でかつ腎移植を受けた 39 例に予防的扁摘を行い、最長 5 年の観察で臨床的・病理学的に再発を認めなかったと報告し、13〜50％に認めるとされる腎移植後 IgA 腎症において[15]、一定の予防効果があるのではないかと考察している。鈴木ら[6]は 1 例に予防的扁摘を行い 68 か月の経過観察で再発を認めなかったと報告している。ま

た、予防的扁摘ではないが、田中ら[13]は初回のIgA腎症発症時に扁摘パルスを行った後腎移植となった17例において、1例のみが再発、透析となったと報告し、IgA腎症での扁摘パルス療法は腎移植となったとしてもその後の再発防止に効果が得られる可能性があると報告している。

■ (4) 口蓋扁桃摘出術の適応

　現時点において、扁摘は移植腎IgA腎症に対する尿所見の改善、移植腎廃絶に有効である可能性が高く、紹介受診となった患者全例において、扁摘の手術リスクをふまえ上記の改善率を提示し、患者や主科の意見をもとにして、積極的に扁摘を検討すべきである。また、予防的扁摘は報告が少なくエビデンスに乏しいが、IgA腎症の活動性が高い症例や、扁摘希望症例には考慮して良いと思われる。予防的扁摘の時期においては、移植前扁摘は腎機能不全による周術期の管理が難しく、移植後扁摘がより安全に施行できる可能性が高いと考察されている[12]。

（土井　彰）

引用文献

1）植木雄志, 篠田秀夫, 川崎　隆, 他. 腎移植後再発IgA腎症に施行した扁桃摘出術例. 耳鼻臨床 2006；99：467-471.
2）Sakai K, Saneshige M, Takasu J, et al. Clinical remission and pathological progression after tonsillectomy in a renal transplant patient with recurrent IgA nephropathy. Clin Transplant 2009; Suppl 20: 44-48.
3）Ushigome H, Suzuki T, Fujiki M, et al. Efficacy of tonsillectomy for patients with recurrence of IgA nephropathy after kidney transplantation. Clin Transplant 2009; Suppl 20: 17-22.
4）Kennoki T, Ishida H, Yamaguchi Y, et al. Protainuria-reducing effects of tonsillectomy alone in IgA nephropathy recurring after kidney transplantation. Transplantation 2009; 88: 935-941.
5）Tsuchiya T, Ito S, Yamaguchi Y, et al. Tonsillectomy and steroid pulse therapy for recurrent IgA nephropathy in renal allograft. Clin Nephrol 2010; 73: 68-71.
6）鈴木久美子, 武田英彦, 熊川孝三. 移植腎IgA腎症例に対する口蓋扁桃摘出術の長期予後. 耳鼻臨床 2011; 104: 893-897.
7）倉田奈都子, 高橋正時, 古宇田寛子. 腎移植後再発IgA腎症に対する口蓋扁桃摘出術の検討. 日耳鼻 2012；115：29-36.
8）Koshino K, Ushigome H, Sakai K, et al. Outcome of tonsillectomy for recurrent IgA nephropathy after kidney transplantation. Clin Transplant 2013; Suppl 26: 22-28.
9）Hotta K, Fukasawa Y, Akimoto M, et al. Tonsillectomy ameliorates histological damage of recurrent immunoglobulin A nephropathy after kidney transplantation. Nephrology (Carlton) 2013; 18: 808-812.
10）Wang Y, Ichimaru N, Kyo M, et al. Benefcal effects of tonsillectomy for mesangial immunoglobulin A (IgA) deposition and clinical outcome in five kidney transplant patients with recurrent IgA nephropathy: case report. Transplant Proc 2014; 46: 607-609.
11）Sato Y, Ishida H, Shimizu T, et al. Evalation of tonsillectomy before kidney transplantation in patients with IgA nephropathy. Transpl Immunol 2014; 30: 12-17.
12）永井世里, 竹本直樹, 江崎伸一, 他. IgA腎症における腎移植後予防的扁桃摘出術. 口咽科 2016；29：189-193.
13）田中希穂, 木下和也, 丸井裕二, 他. 腎移植後IgA腎症再発における扁桃摘出術の有効性の検討. 日臨腎移植会誌 2017；5：160-166.
14）土井　彰, 小桜謙一, 出原悠子, 他. 移殖腎IgA腎症に対する扁桃摘出術・パルス療法（第3報）～10年予後～. 口咽科 2020；33：83-87.
15）Choy BY, Chan TM, Lo SK, et al. Renal transplantation in patients with primary immunoglobulin A nephropathy. Nephrol Dial Transplant 2003; 18: 2399-2404.

V 胸肋鎖骨過形成症、掌蹠膿疱症性骨関節炎、SAPHO 症候群

要旨
胸肋鎖骨過形成症、掌蹠膿疱症性骨関節炎、SAPHO 症候群において口蓋扁桃摘出術により関節痛の改善が示されており、患者や主科の意見をふまえ、口蓋扁桃摘出術を検討する。

(1) 疾患概念

　鎖骨や前胸壁に生じる無菌性の肥厚性骨病変は、従来から胸肋鎖骨過形成症（sternocostoclavicular hyperostosis：SCCH）と呼ばれていた。その後、掌蹠膿疱症と合併率が高いことを Sonozaki ら[1]が 53 例について報告し、掌蹠膿疱症性骨関節炎（pustulotic arthro-osteitis：PAO）という名称を提唱した。さらに、他の膿疱性皮膚病変においても合併する例が多数報告されるようになったため、1987 年、Chamot と Kahn ら[2]は胸肋鎖骨関節をはじめとする骨関節疾患に痤瘡を伴う症例、掌蹠膿疱症を合併する症例、骨関節疾患のみの症例、計 85 例を報告し痤瘡 – 膿疱症 – 骨過形成 – 骨炎症候群（syndrome acne-pustulosis-hyperostosis-osteitis：SAPHO）としてまとめ、症候群として報告した。現在、SAPHO 症候群は S を synovitis（滑膜炎）として扱い、骨関節の炎症と無菌性の膿疱性皮膚疾患の合併が基本的な疾患概念である。1988 年に提唱された診断基準では、①痤瘡に伴う骨関節病変、②掌蹠膿疱症に伴う骨関節病変、③胸肋鎖骨部、脊椎、または四肢の骨肥厚、④慢性反復性多発骨髄炎のうちいずれか 1 項目を満たすものとされ、③と④に関しては皮膚病変の合併は問わないとされている[3]。したがって、SCCH と PAO は SAPHO 症候群に含まれる疾患となる。

(2) 口蓋扁桃摘出術の効果

　上記疾患における口蓋扁桃摘出術（以下扁摘）後の効果について記載のある報告は、症例報告や少数の症例検討は多数あるものの、10 例以上の症例検討に限ると数編に限られる。複数症例を検討している主な報告を**表 6**[4-10]にまとめた。
　Kataura ら[8]、大黒ら[11]は、SCCH 21 例、PAO 79 例において 3 か月以上経過を観察できた 89 例を検討し、50％以上の疼痛改善が 81％、消失が 52％に認められたと報告している。PAO に関しては、Takahara ら[10]

表6　胸肋鎖骨過形成症、掌蹠膿疱症性骨関節炎、SAPHO 症候群に対する口蓋扁桃摘出術の効果

報告者	報告年	対象疾患	症例数	年齢（中央値）	男：女	PPP合併	観察期間か月（中央値）	疼痛消失		疼痛改善		改善定義
梅谷[4]	1980	SCCH	2	44、58	1：1	1	12-24	2	(100%)			
三輪[5]	1985	SCCH	3	36、44、62	0：3	2		3	(100%)			
増田[6]	1989	SCCH	7	18-63 (46)	1：6	5		3	(43%)	6	(86%)	
武田[7]	1991	PAO	10	26-56 (42)	2：8	10	43（平均）	2	(20%)	8	(80%)	疼痛が自覚的に改善
Kataura[8]	1996	SCCH	100		19：81	79	>3	46	(52%)	72	(81%)	疼痛が自覚的に50%以上改善
高原[9]	2016	SAPHO	51	22-74 (49)	19：32	44	3-180 (15)	35	(68%)	47	(92%)	疼痛が自覚的に50%以上改善
Takahara[10]	2018	PAO	50	15-74 (52)	16：34	50	3-60 (12)	36	(72%)	43	(86%)	疼痛が自覚的に80%以上改善

SCCH : sternocostclavicular hyperostosis　PAO : pustulotic arthro-osteitis,
SAPHO : synoritis, acne, pustulosis, hyperostosis, osteitis　PPP : palmoplantar pustulosis

がPAO 50例に対して疼痛のVASによる10段階評価が2以下を改善と定義し、改善が86％、消失が72％であったとしている。SAPHO症候群51例に対しては高原ら[9]が、VASによる評価にて疼痛消失が68％、50％以上の自覚症状の改善を92％に認めたとしている。以上の報告から、本疾患群に対する扁摘による疼痛に対する有効性は80％以上と高く、症状の消失も50％以上の症例で期待される。これらの報告の観察期間は3〜180か月とばらつきがあるが、扁摘後の関節痛の推移をカプラン・マイヤー法にて検討した報告では、術後6か月で68％、術後12か月で78％の症例に消失が期待でき、その後プラトーに達するとの結果となった[6]。したがって、扁摘後の疼痛改善は早期から認められ、術後1年程度で安定すると予想される。

 (3) 口蓋扁桃摘出術の適応

　SCCH、PAO、SAPHOと診断されればその有効性から適応とされ、紹介受診となった患者全例において、手術リスクをふまえ上記の改善率を提示し、患者や主科の意見をもとにして、積極的に扁摘を勧めるべきと考えられる。診断には、胸肋鎖骨関節の疼痛や肥厚の症状とMRI（magnetic resonance imaging）や骨シンチグラフィーなどの画像検査が有用である。掌蹠膿疱症を合併することが多く、本疾患の患者に、掌蹠膿疱症の合併がないか確認することが重要である。現時点で本疾患群に特徴的な扁桃の所見や、細菌検査結果、血清学的検査結果はなく、術前に扁摘の有効性を診断するには至っていない。

（大堀　純一郎）

引用文献

1）Sonozaki H, Mitsui H, Miyanaga Y, et al. Clinical features of 53 cases with pustulotic arthro-osteitis. Ann Rheum Dis 1981; 40: 547-553.
2）Chamot AM, Benhamou CL, Kahn MF, et al. Acne-pustulosis-hyperostosis-osteitis syndrome. Results of a national survey. 85 cases. Rev Rhum Mal Osteoartic 1987; 54: 187-196. [Article in French]
3）Benhamou CL, Chamot AM, Kahn MF. Synovitis-acne-pustulosis hyperostosis-osteomyelitis syndrome (SAPHO). A new syndrome among the spondyloarthropathies? Clin Exp Rheumatol 1988; 6: 109-112.
4）梅谷芳雄，小野多知夫，五十嵐文雄，他．扁桃病巣感染と思われる胸肋鎖骨過形成症（Sternokosto-KlavikulareHyperostose）の2症例．日扁桃研会誌 1980；19：82-87.
5）三輪高喜，小森　貴，加勢　満．扁桃が病巣と思われた胸肋鎖骨間骨化症の3症例．日扁桃研会誌 1985；24：58-63.
6）増田はつみ，岡田康司．掌蹠膿疱症性骨関節炎の7症例．日扁桃研会誌 1989；28：155-161.
7）武田信巳，浜本　肇，武田記和，他．掌蹠膿疱症性骨関節炎に有する自験31例の検討 我々の診断基準と治療方針．静岡総合病医誌 1991；7：17-26.
8）Kataura A, Tsubota H. Clinical analyses of focus tonsil and related diseases in Japan. Acta otolaryngol Suppl 1996; 523: 161-164.
9）高原　幹．専門医が知っておくべき扁桃病巣疾患の新展開 扁桃との関連が明らかになった新たな疾患 SAPHO症候群．口咽科 2016；29：111-114.
10）Takahara M, Hirata Y, Nagato T, et al. Treatment outcome and prognostic factors of tonsillectomy for palmoplantar pustulosis and pustulotic arthro-osteitis: A retrospective subjective and objective quantitative analysis of 138 patients. J Dermatol 2018; 45: 812-823.
11）大黒慎二，形浦昭克，久々湊靖．扁桃摘出術と骨関節疾患 胸肋鎖骨過形成症と慢性関節リウマチについて．日耳鼻 1994；97：1601-1607.

Ⅵ PFAPA 症候群

要旨
PFAPA 症候群において、口蓋扁桃摘出術により周期的発熱等の症状改善が示されており、患者、家族、主科の意見もふまえ、口蓋扁桃摘出術を検討する。

(1) PFAPA 症候群とは

PFAPA（periodic fever, aphthous stomatitis, pharyngitis, and cervical adenitis）症候群は周期性発熱を主症状とした広義の自己炎症性疾患であるが、その発症機序は解明されていない。1989 年に Marshall ら[1]より初めて報告がなされ、1999 年に Thomas ら[2]によって診断基準が作成された。その後、成人発症例も包括する診断基準が Padeh ら[3]によって報告されている（**表7**）。さらに本邦では「自己炎症疾患とその類縁疾患に対する新規診療基盤の確立」研究班より、診断フローチャートが作成されている（**図7**）[4]。本邦での疫学は明らかになっていないが、周期性発熱症候群の中では最も頻度が高く、発症頻度は 5,000 人に 1 人程度とされる。長期予後は良好であり自然寛解が期待できるが、高熱を周期的に反復するため発作時における患者および保護者らの負担は大きく、積極的な治療を要することが多い。

(2) PFAPA 症候群の保存的治療

PFAPA 症候群に対する保存的治療は、発熱発作時のステロイド薬および発症予防を目的としたシメチジン（H_2 受容体拮抗薬）、ロイコトリエン受容体拮抗薬、コルヒチン（痛風治療薬）がある。ステロイドは発熱発作を頓挫させ、速やかに解熱を得ることができる一方で、病原微生物に対する免疫応答を抑制するため、発熱発作ごとに感染症による発熱の可能性を除外する必要がある。また、ステロイド投与により発作期間が短縮する例が報告されている[5]。

(3) 口蓋扁桃摘出術の効果

PFAPA 症候群に対する口蓋扁桃摘出術（以下、扁摘）の効果を検討した主な報告を**表8**にまとめた[6-14]。すべての報告において、治療効果に関する評価項目は PFAPA 症候群の主症状である周期性発熱発

表7 PFAPA 症候群の診断基準[2,3]

Thomas の診断基準[2]
　　Ⅰ：5 歳までに発症する、周期的に反復する発熱発作
　　Ⅱ：上気道炎を欠き、次のうち少なくとも一つの炎症所見を有する
　　　　アフタ性口内炎
　　　　頸部リンパ節炎
　　　　咽頭炎
　　Ⅲ：周期性好中球減少症を除外できる
　　Ⅳ：間欠期はまったく症状を示さない
　　Ⅴ：正常な成長、精神運動発達

Padeh の診断基準[3]
　　1：毎月の発熱（いかなる年齢においても周期性の発熱がある）
　　2：滲出性扁桃炎かつ咽頭培養で陰性
　　3：頸部リンパ節炎
　　4：ときにアフタ性口内炎
　　5：発作間欠期は完全に無症状
　　6：ステロイドの単回使用で速やかに改善

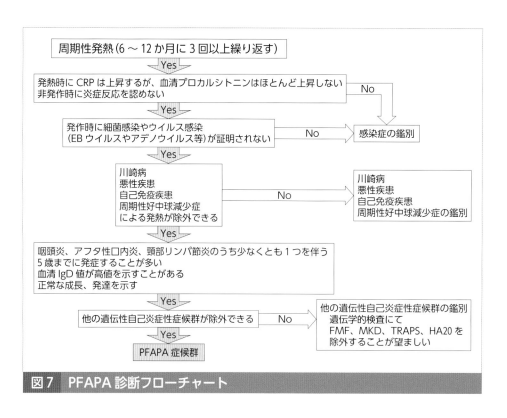

```
┌─────────────────────────────────────────────┐
│ 周期性発熱(6〜12か月に3回以上繰り返す)        │
└─────────────────────────────────────────────┘
                    ↓Yes
```

図7　PFAPA 診断フローチャート

表8　PFAPA 症候群における口蓋扁桃摘出術の効果

著者	年	症例数	年齢 (中央値)	男:女	治療	観察期間:か月 (中央値)	発熱消失 症例数		備考
Renko[6]	2007	14	1.5-14 (4.2)	8:6	扁摘	6	14	(100%)*	Randomized Controlled Trial (RCT)
		12	1.5-7.2 (4)	8:4	経過観察	6	6	(50%)	非消失6例中5例に扁摘を行い、全例改善
Licameli[7]	2008	27	2-18	13:14	扁摘±アデノイド切除	8-41	26	(96%)	
Garavello[8]	2009	19	3-13 (5.4)	9:10	扁摘+アデノイド切除	18	12	(63%)*	RCT 1年後の発熱消失率100% ステロイド使用率50%
		20	2-12 (4.9)	13:7	経過観察	18	1	(5%)	ステロイド使用率88%
Licameli[9]	2012	102	1.5-14.9 (4.8)	不明	扁摘+アデノイド切除	6-77 (43)	99	(97%)	残りの3例の1例は改善、1例は半年後消失
Vigo[10]	2014	41	1.6-13.1 (5.3)#	23:18	扁摘	20-149 (69)$	27	(66%)	扁摘適応　家族歴、ステロイド抵抗性など
		234	(3.1)#	139:95	ステロイド　経過観察	12-201 (52)$	147	(63%)	扁摘後経過観察期間は不明
Lantto[11]	2016	58	1.3-8.8 (3.3)	38:20	扁摘±アデノイド切除	35-239 (107)	56	(97%)	手術症例を後方追試で診断基準に 当てはまるものを抽出
Erdogan[12]	2016	75	(4.4)	49:26	扁摘±アデノイド切除	(24)	74	(99%)	ステロイド抵抗性の症例に手術を推奨
		30	(4.9)	17:13	ステロイド	(24)	17	(57%)	
原[13]	2017	19	4-14 (6)	10:9	扁摘	4-38	15	(79%)	残りの3症例も発熱頻度は低下
Aktas[14]	2019	23	3-7 (4.2)	14:7	扁摘±アデノイド切除	>12	21	(91%)	

扁摘:口蓋扁桃摘出術　*p<0.01　#推定値　$全経過観察期間

作の消失である。無作為比較試験は2報あり[6,8]、いずれも扁摘により経過観察群と比較して著明な発熱発作の減少を報告している。Renko ら[6]の報告では、PFAPA 症候群の小児に対し扁摘を施行した14例において6か月以内の発熱発作はなく、改善率は100%であった。一方、経過観察群12例では改善率は50%にとどまり、6か月の経過観察ののち、最終的に5例が扁摘を受け、いずれの患者も手術後に発熱発作は消失している。Garavello ら[8]の報告では、PFAPA 症候群の小児に対し、扁摘およびアデノイド切除術を施行した19例のうち、12例（63%）で術後18か月まで発熱発作が一度もなかったのに対し、保存的治療を行った20例のうち、発熱発作の消失を確認できたのは1例（5%）のみであった。また手術群で完全寛解に至らなかった症例でも、経過観察群と比較して発作間欠期の延長と、発作期間の減少を認め、19例全例が術後1年以降で発熱発作が消失した。これらの無作為比較試験の報告は観察期間が Renko らは1年、Garavello らは18か月と比較的短く、症例数も少ないことがコクランライブラリーでも指摘されているが[15]、Lantto

ら[11]は扁摘（一部アデノイド切除も追加）を行った症例で診断基準を満たす58例を長期的に検討し、中央値107か月の検討で56例（97%）が発熱消失を維持していると報告している。また、Licameli ら[9]は102例と多数の手術症例を中央値43か月と比較的長期間でまとめ、99例は術後すぐに発熱発作が消失し再発なく、1例は半年経過して消失、1例は発熱発作頻度の減少が認められたと報告している。それに対し、Vigoら[10]は扁摘41例と保存的治療234例を4年以上の経過でまとめ、発熱消失はそれぞれ27例（66%）、147例（63%）と差が認められなかったと報告している。扁摘効果が他の報告と比較して低いが、後ろ向きの検討で扁摘の適応が家族歴を有する症例やステロイド抵抗性の症例など偏っていること、扁摘後の経過観察期間が不明であること、扁摘効果が不十分だった症例でもその後の保存的治療により発熱が消失していることなどが関与している可能性がある。本邦での報告では原ら[13]が19例に扁摘を行い、15例（79%）は発熱が消失し再発なく、残り3例も発熱頻度の低下を認めたと報告している。

（4）PFAPA 症候群における口蓋扁桃摘出術の適応

　PFAPA 症候群に対する扁摘の効果は高く、小児科から紹介される症例において患者、家族、主科の意見もふまえ、積極的に手術を勧めるべきであると思われる。PFAPA 症候群に対するアデノイド切除術併用の効果に関しては検討がされていないため不明であるが、扁摘単独での報告[6,13]、または一部アデノイド切除を追加した報告[7,11,12,14]においても9割以上の消失率を認めるため、扁摘単独でも十分な効果が期待できると思われる。

（河野　正充）

引用文献
1) Marshall GS, Edwards KM, Lawton AR. PFAPA syndrome. Pediatr Infect Dis J 1989; 8: 658-659.
2) Thomas KT, Feder HM Jr, Lawton AR, et al. Periodic fever syndrome in children. J Pediatr 1999; 135: 15-21.
3) Padeh S. Periodic fever syndromes. Pediatr Clin North Am 2005; 52: 577-609.
4) 厚生労働科学研究費補助金 難治性疾患等克服研究事業. 自己炎症疾患とその類縁疾患に対する新規診療基盤の確立. 平成25年度総括・分担報告書 研究代表者 平家俊男 2014年3月 p82
5) Yazgan H, Gültekin E, Yazıcılar O, et al. Comparison of conventional and low dose steroid in the treatment of PFAPA syndrome: preliminary study. Int J Pediatr Otorhinolaryngol 2012; 76: 1588-1590.
6) Renko M, Salo E, Putto-Laurila A, et al. A randomized, controlled trial of tonsillectomy in periodic fever, aphthous stomatitis, pharyngitis, and adenitis syndrome. J Pediatr 2007; 151: 289-292.
7) Licameli G, Jeffrey J, Luz J, et al. Effect of adenotonsillectomy in PFAPA syndrome. Arch Otolaryngol Head Neck Surg 2008; 134: 136-140.
8) Garavello W, Romagnoli M, Gaini RM. Effectiveness of adenotonsillectomy in PFAPA syndrome: a randomized study. J Pediatr 2009; 155: 250-253.
9) Licameli G, Lawton M, Kenna M, et al. Long-term surgical outcomes of adenotonsillectomy for PFAPA syndrome. Arch Otolaryngol Head Neck Surg 2012; 138: 902-906.
10) Vigo G, Martini G, Zoppi S, et al. Tonsillectomy efficacy in children with PFAPA syndrome is comparable to the standard medical treatment: a long-term observational study. Clin Exp Rheumatol 2014; 32: S156-159.
11) Lantto U, Koivunen P, Tapiainen T, et al. Long-Term Outcome of Classic and Incomplete PFAPA (Periodic Fever, Aphthous Stomatitis, Pharyngitis, and Adenitis) Syndrome after Tonsillectomy. J Pediatr 2016; 179: 172-177.
12) Erdogan F, Kulak K, Öztürk Ö, et al. Surgery vs medical treatment in the management of PFAPA syndrome: a comparative trial. Paediatr Int Child Health 2016; 36: 270-274.
13) 原真理子, 吉浜圭祐, 小森 学, 他. 口蓋扁桃摘出術を施行した Periodic fever, aphthous stomatitis, pharyngitis, and cervical adenitis syndrome の検討. 日耳鼻 2017；120：209-216.
14) Aktas O, Aytuluk HG, Caliskan SK, et al. Long-term follow-up of tonsillectomy efficacy in children with PFAPA syndrome. Braz J Otorhinolaryngol 2019; 85: 78-82.
15) Burton MJ, Pollard AJ, Ramsden JD, et al. Tonsillectomy for periodic fever, aphthous stomatitis, pharyngitis and cervical adenitis syndrome (PFAPA). Cochrane Database Syst Rev 2019; 12: CD008669.

要旨

IgA 血管炎において、口蓋扁桃摘出術により臨床症状の早期改善や再発予防等の有効性が示されており、特に難治例や腎炎合併例において患者、家族、主科の意見もふまえ、口蓋扁桃摘出術を検討する。

(1) IgA 血管炎とは

IgA 血管炎は以前には Henoch-Schönlein 紫斑病とも呼ばれ、細小動脈から毛細血管の IgA 沈着を伴う血管炎により紫斑、関節痛/関節炎、腹痛、腎炎（紫斑病性腎炎）などの症状を来す疾患である。好発年齢は 6 歳とされ、男児にやや多い。一般に予後は良好であるが、紫斑病性腎炎の合併例の中には末期腎不全に至る例も存在する。紫斑病性腎炎では IgA 腎症と同様に糸球体への IgA の沈着や上気道炎での増悪を認め、背景に共通の免疫異常が関与していると推測される。

(2) 口蓋扁桃摘出術の効果

IgA 血管炎に対する口蓋扁桃摘出術（以下扁摘）の効果に対する報告は複数認められ、すべてがその有効性を示すものである（**表9**)[1-8]。Yan ら[6]は反復性の発熱や咽頭痛と、口蓋扁桃の表面不整、陰窩拡大があり、慢性扁桃炎を併発していると定義された IgA 血管炎症例に対する無作為化比較試験を行っている。抗菌薬や抗ヒスタミン剤投与による保存的治療のみの群と扁摘を追加した群において、両群ともに症状や尿所見の寛解を認めたが、扁摘群では皮疹・血尿・蛋白尿・腹痛の4症状の持続期間が有意に短縮した。その他の後ろ向き比較試験として、Umeda ら[8]は紫斑病性腎炎を扁摘＋ステロイドパルス療法（以下扁摘パルス療法）群とパルス療法群で比較検討し、尿蛋白および尿潜血の陰性化（臨床的寛解）は両群ともほぼ全例に

表9 IgA 血管炎に対する口蓋扁桃摘出術の効果

報告者	報告年	治療法	症例数	腎炎合併	年齢（中央値）	観察期間：か月（中央値）	皮疹改善	臨床的寛解	腎機能保持	備考
安達[1]	2006	扁摘パルス	7	7	3-13 (8)	64-86 (74)		7 (100%)		術後1年で全例寛解
Inoue[2]	2007	扁摘パルス	16	16	4-13 (7)	26-112 (59)		16 (100%)	16 (100%)	術後2年で全例寛解 早期扁摘症例は寛解までの期間も短い
Inoue[3]	2008	扁摘±アデノイド切除	8	3	3-14 (7)	<3	8 (100%)	3 (100%)		難治例に対してのみ扁摘を実施
高原[4]	2009	扁摘	11	3	16-51 (28)	24-120 (36)	11 (100%)	1 (33%)		非寛解2例も尿所見改善
Kanai[5]	2011	扁摘パルス	9	9	5-11 (7)	31-53 (44)		8 (89%)	9 (100%)	扁摘後腎生検にて悪化は1例
Yan[6]	2015	扁摘	26	26	3-12	不明	26 (100%)	26 (100%)		Randomized Controlled Trial 無作為化比較試験 扁摘群で症状の持続時間が短縮した
		保存的治療	30	30			30 (100%)	30 (100%)		
永野[7]	2018	扁摘±アデノイド切除±パルス	190	40	(6.9)	60-216	190 (100%)	40 (100%)	40 (100%)	全例で完治と記載
Umeda[8]	2020	扁摘パルス	31	31	5.9-9.0 (6.7)	24-57.6 (40.8)		29 (94%)	尿所見再発0 (0%)	非再発期間のログランク検定にて2群間で有意差あり
		パルス	40	40	6.2-10.7 (7.7)	70.8-118.8 (92.4)		40 (100%)	尿所見再発10 (25%)	

扁摘：口蓋扁桃摘出術　パルス：ステロイドパルス療法

認められたが、パルス群でのみ尿所見異常の再発を認め、非再発をエンドポイントとしたログランク検定にて有意に扁摘パルス療法群にて再発が少ないことを示した。観察研究においては、永野ら[7]は 190 例と多数の手術症例を検討し、全例に皮疹の改善、臨床的寛解、腎機能保持を認めたと報告している。他の報告においても、扁摘による紫斑などの症状の改善[4]、紫斑病性腎炎における臨床的寛解[1-5]、腎機能保存[2,5]が報告されており、扁摘の効果は高いと考えられる。

■ (3) 口蓋扁桃摘出術の適応

安達ら[1]、Inoue ら[2,3]、永野ら[7]は保存的治療で改善しない症例に対して扁摘を実施し、全例で治癒したと報告している。紫斑病性腎炎の合併は本疾患の長期予後を左右する重要な因子である[9]が、安達ら[1]、Inoue ら[2]、Kanai ら[5]、Yan ら[6]、永野ら[7]は紫斑病性腎炎合併症例を多数検討し、全例尿所見の改善を認め、Inoue ら[2]、Kanai ら[5]、永野ら[7]はさらに腎機能の悪化を認めなかったと報告している。加えて、Inoue ら[2]は扁摘までの期間と臨床的寛解までの期間に相関があることを報告している。Yan ら[6]の報告では保存的治療群においても最終的には臨床的寛解を得ているが、Umeda ら[8]は、寛解後の再発率が扁摘パルス療法群にて有意に低いことを報告している。したがって保存的治療に抵抗する症例、腎炎の合併のある症例に対しては特に早期に扁摘の実施を検討することが勧められる。

安達らは 4/7 例（57％）に上気道感染を[1]、Inoue らは 28/40 例（70％）に歯周炎や扁桃炎、副鼻腔炎といった感染を合併したと報告しており[3]、高原らは 10/11 例（91％）に扁桃炎の既往があったと報告している[4]。Yan らの無作為化比較試験においても対象者は慢性扁桃炎を合併した IgA 血管炎症例としており[1]、上気道感染との関連が示唆される。

（平野　愛）

引用文献

1) 安達美佳，松谷幸子．小児紫斑病性腎炎に対する口蓋扁桃摘出術の効果．日耳鼻 2006；109：696-702.
2) Inoue CN, Chiba Y, Morimoto T, et al. Tonsillectomy in the treatment of pediatric Henoch-Schönlein nephritis. Clin Nephrol 2007; 67: 298-305.
3) Inoue CN, Nagasaka T, Matsutani S, et al. Efficacy of early dental and ENT therapy in preventing nephropathy in pediatric Henoch-Schönlein purpura. Clin Rheumatol 2008; 27: 1489-1496.
4) 高原　幹，上田征吾，東谷敏孝，他．扁桃シンポジウム 扁桃病巣皮膚疾患に対する扁桃摘出術の効果と限界 尋常性乾癬，アナフィラクトイド紫斑病，ベーチェット病等の扁桃病巣皮膚疾患における扁桃摘出術の有効性．口咽科 2009；22：43-47.
5) Kanai H, Sawanobori E, Kobayashi A, et al. Early treatment with methylprednisolone pulse therapy combined with tonsillectomy for heavy proteinuric henoch-schönlein purpura nephritis in children. Nephron Extra 2011; 1: 101-111.
6) Yan M, Wang Z, Niu N, et al. Relationship between chronic tonsillitis and Henoch-Schonlein purpura. Int J Clin Exp Med 2015; 8: 14060-14064.
7) 永野千代子．Tonsil induced autoimmune/inflammatory syndrome（TIAS）としての IgA 血管炎．アレルギー・免疫 2018；25：810-819.
8) Umeda C, Fujinaga S, Endo A, et al. Preventive Effect of Tonsillectomy on Recurrence of Henoch-Schönlein Purpura Nephritis after Intravenous Methylprednisolone Pulse Therapy. Tohoku J Exp Med 2020; 250: 61-69.
9) 禾千絵子，鈴木祐介．血管炎（第 2 版）─基礎と臨床のクロストーク 小型血管炎 IgA 血管炎 疫学・病態．日臨 2018；76：388-392.

Ⅷ 尋常性乾癬・滴状乾癬

要旨
尋常性乾癬、滴状乾癬において、口蓋扁桃摘出術による皮疹の改善が報告されており、口蓋扁桃摘出術が治療の選択肢となり得る。

(1) 尋常性乾癬・滴状乾癬とは

尋常性乾癬は原因不明の炎症性角化症であり、境界明瞭な紅斑と銀白色雲母の鱗屑が四肢伸側などに好発する皮膚疾患である。周期的に改善はするものの、完全に治癒する症例は少なく難治性であるといわれている。滴状乾癬は乾癬の1型であり溶血性レンサ球菌などの急性上気道炎後、尋常性乾癬よりも小型の鱗屑を伴った紅斑が出現する疾患である。予後は良好だが、再発を繰り返すものや慢性に経過し尋常性乾癬に移行する症例も存在する。これらの疾患は上気道感染により皮疹の発症、増悪が認められることがあり、以前より扁桃病巣疾患として口蓋扁桃摘出術（以下扁摘）の有効性が指摘されてきた[1]。

(2) 口蓋扁桃摘出術の効果

乾癬に対する扁摘による皮疹の改善効果を検討した報告は複数認められる。その有効性を**表10**[1-7]にまとめた。耳鼻咽喉科からの報告として、浜本ら[4]は皮膚科での保存的加療に対し抵抗性を示した難治性の尋常性乾癬患者で扁摘後6か月以上経過を観察した35例を検討し、皮疹改善率（術前の皮疹と比較し、50％以上改善した症例数の割合）はおよそ半数である49％であり、皮疹消失率は29％であったと報告している。また、高原ら[1]は平均5.9年と長期間の経過観察をした乾癬症例を尋常性乾癬12例と滴状乾癬5例に分けて扁摘の有効性を報告しているが、尋常性乾癬の皮疹改善率は58％、皮疹消失率は33％、滴状乾癬の皮疹改善率は100％、皮疹消失率は40％であったと報告している。高橋ら[3]は21例の乾癬症例のうち、扁摘後3年にて13例（62％）に皮疹の軽快を認めたと報告している。また、Nyfors[2]らは皮膚科での治療に抵抗性を示し、扁摘を行った尋常性乾癬患者74例を対象にアンケート調査を実施し、皮疹が消失したと自覚している症例は24例（32％）、軽快まで含めると53例（72％）であったと報告している。

皮膚科からの報告として、飯田ら[6]は扁摘後6か月以上経過観察可能であった乾癬患者41例を検討し、

表10 乾癬に対する口蓋扁桃摘出術の効果に関する報告

報告者	報告年	治療法	症例数	病型	男：女	年齢（平均）	観察期間：か月（平均）	消失例		有効例		評価法	改善因子、備考
Nyfors[2]	1975	扁摘	74	尋常性	18：56	4-33（14）	7-204（54）	24	（32%）	53	（72%）	アンケート調査	小児、青年期における検討
高橋[3]	1989	扁摘	21							13	（62%）	耳鼻科医診察	
浜本[4]	1994	扁摘	35	尋常性	16：19	5-61（27）	>6	10	（29%）	17	（49%）	耳鼻科医診察	若年女性
Hone[5]	1996	扁摘	7	尋常性	1：12	6-28（17）	6-52（26）	2	（28%）	4	（57%）	自覚的評価	
			6	滴状				5	（83%）	6	（100%）		
飯田[6]	1997	扁摘	37	尋常性	25：16	5-65（29）	>6			12	（32%）	耳鼻科医診察	若年者、女性、滴状乾癬
			4	滴状				6	（15%）	3	（75%）		
高原[1]	2009	扁摘	12	尋常性	7：5	9-46（29）	36-180（72）	4	（33%）	7	（58%）	自覚的評価	扁桃炎、上気道炎による皮疹の増悪の既往
			5	滴状	1：4	18-29（25）	12-192（60）	2	（40%）	5	（100%）		
Thorleifs dottir[7]	2012	扁摘	15	尋常性	3：12	（35）	24			13	（87%）	PASI	咽頭炎後皮疹増悪を認める症例における無作為化比較試験
		非扁摘	14		6：8	（35）				0	（0%）		

扁摘：口蓋扁桃摘出術　PASI：psoriasis area and severity index

皮疹改善（皮疹の体表に占める範囲が術前の0〜20%以上減少）したものは37%、著効（皮疹の体表に占める範囲が術前の80〜100%以上減少）したものは15%と報告している。また、女性では50%、20歳以下では86%、滴状乾癬4例では75%に皮疹改善を認め、扁摘効果が高いことを指摘している。また、Thorleifsdottir ら[7,8]は乾癬患者に対する扁摘の効果を検討した報告では唯一となる無作為化比較試験を行っている。咽頭痛に伴う皮疹の増悪の既往がある尋常性乾癬患者29例を扁摘群15例、非扁摘群14例に分け、24か月間の観察期間での皮疹所見を psoriasis area and severity index（PASI）でスコアリングし[7]、乾癬症状による生活への影響を psoriasis disability index（PDI）、psoriasis life stress inventory（PLSI）で評価した[8]。その結果、PASI スコアについては非扁摘群では観察期間中スコアの変化を認めなかったのに対し、扁摘群では PASI30（PASI スコアが30%以上改善した症例）は86%であり、非扁摘群と比較し、扁摘群で統計学的有意差をもって皮疹が改善していたことを報告している[7]。さらに、非扁摘群では観察期間中ほとんど PDI、PLSI スコアの変化を認めなかったのに対し、扁摘群では PDI スコアは平均50%低下し、PLSI スコアは平均59%低下しており、非扁摘群と比較し、扁摘群では統計学的有意差をもって乾癬症状による生活への影響が改善していたことも報告している[8]。ただし、特に欧米の報告は乾癬の母集団に掌蹠膿疱症が混在している可能性も指摘されており、その解釈には注意を要する。

(3) 口蓋扁桃摘出術の適応

　現在のところ、尋常性乾癬における手術適応を決定する因子として明らかなものは報告されていない。しかし、若年[4,6]、女性[4,6,8,9]、扁桃炎・上気道炎に伴う皮疹の増悪の既往を認める[1,7,11]症例において効果が高いとする報告が複数存在する。さらに、上記3因子がお互いに相関し合うことも報告されている[11]。滴状乾癬症例の報告は尋常性乾癬症例と比較すると症例数が明らかに少ないが、本疾患では特に扁摘効果が高い[1,5,6,10,11]とする報告が多い。

　扁摘の手術リスクをふまえ上記の予後因子や改善率を患者に提示し、患者や主科の意見をもとにして、手術を検討すべきと考えられる。

（角木　拓也）

引用文献
1) 高原　幹，上田征吾，東谷敏孝，他．扁桃シンポジウム　扁桃病巣皮膚疾患に対する扁桃摘出術の効果と限界　尋常性乾癬，アナフィラクトイド紫斑病，ベーチェット病等の扁桃病巣皮膚疾患における扁桃摘出術の有効性．口咽科 2009；22：43-47.
2) Nyfors A, Rasmussen PA, Lemholt K, et al. Improvement of refractory psoriasis vulgaris after tonsillectomy. Dermatologica 1975; 151: 216-222.
3) 高橋志光，坂倉康夫，鈴村恵理，他．皮膚科疾患における扁桃病巣感染症　扁桃病巣感染症の二次疾患に及ぼす影響と扁桃誘発試験の診断的価値について．日扁桃研会誌 1989；28：131-137.
4) 浜本誠，形浦昭克，久々湊靖，他．尋常性乾癬に対する扁桃摘出術の効果．耳鼻臨床 1994；87：1537-1541.
5) Hone SW, Donnelly MJ, Powell F, et al. Clearance of recalcitrant psoriasis after tonsillectomy. Clin Otolaryngol Allied Sci 1996; 21: 546-547.
6) 飯田憲治，堀越貴志，田中　智，他．乾癬に対する扁桃摘出術の適応について．日皮会誌 1997；107：631-634.
7) Thorleifsdottir RH, Sigurdardottir SL, Sigurgeirsson B, et al. Improvement of psoriasis after tonsillectomy is associated with a decrease in the frequency of circulating T cells that recognize streptococcal determinants and homologous skin determinants. J Immunol 2012; 188: 5160-5165.
8) Thorleifsdottir RH, Sigurdardottir SL, Sigurgeirsson B, et al. Patient-reported outcomes and clinical response in patients with moderate-to-severe plaque psoriasis treated with tonsillectomy: A randomized controlled trial. Acta Derm Venereol 2017; 97: 340-345.
9) 高原　幹，板東伸幸，今田正信，他．乾癬における扁桃摘出術の有用性と扁桃の免疫組織学的検索．日耳鼻 2001；104：1065-1070.
10) 小林博人，石崎　宏，武田行正，他．乾癬の扁桃摘出術．皮膚 1987；29：748-752.
11) Thorleifsdottir RH, Eysteinsdóttir JH, Olafsson JH, et al. Throat infections are associated with exacerbation in a substantial proportion of patients with chronic plaque psoriasis. Acta Derm Venereol 2016; 96: 788-791.

第2章　各論

Ⅸ 反応性関節炎、関節リウマチ

要旨

反応性関節炎、関節リウマチにおいて、口蓋扁桃摘出術による症状の改善が報告されており、口蓋扁桃摘出術が治療の選択肢となり得る。

(1) 反応性関節炎

　細菌感染に起因する扁桃炎に伴って生じた関節炎を反応性関節炎と呼び、扁桃病巣疾患の一つと考えられている。多くは血清のリウマトイド因子は陰性で、足、膝などに非対称性の関節炎を起こす。ただし、近年では反応性関節炎を HLA-B27 と関連している症例のみに限局し、それ以外を感染症関連関節炎と区別して呼ぶことも提唱されている[1,2]。小林ら[3,4]は反応性関節炎の患者 21 例中、抗菌薬投与により治癒に至らなかった 8 例に対し口蓋扁桃摘出術（以後扁摘）を行い、全例が治癒したと報告している。

(2) 関節リウマチ

　関節リウマチに対しては、大黒ら[5]、Kataura ら[6]が 18 例に対して扁摘を実施し、67％で関節痛などの症状が改善したと報告している。後藤は関節リウマチ患者 300 例に無選択的に扁摘を行ったところ、術後短期（約 1 週間）観察で 94％、また長期（2 年間）観察で 83％の症例に症状の改善を認めたと報告している[7]。しかし、リウマチ因子が陰性の関節リウマチは反応性関節炎との鑑別が時に難しく[2]、特に年次の古い報告に関してはその解釈に注意が必要である。

(3) 口蓋扁桃摘出術の効果

　反応性関節炎・関節リウマチ、いずれも後ろ向きの観察研究が数編報告されているのみであり、報告施設が限られているため情報が限定的で一般的な評価は難しいが、トリガーが扁桃炎と考えられる反応性関節炎については常識的に考えて扁摘は有効である可能性が高い。両疾患において、その改善率を説明し、患者や主科の意見をふまえ、治療法の選択肢として扁摘を検討してよいと考えられる。

引用文献

1) Sieper J, Braun J, Kingsley GH. Report on the Fourth International Workshop on Reactive Arthritis. Arthritis Rheum 2000; 43: 720-734.
2) 小林茂人，谷口義典，田村直人．口腔・咽頭の原病巣が関連する疾患 反応性関節炎：レンサ球菌感染後の反応性関節炎・扁桃炎に伴う関節炎．日本臨床 2021；79：1060-1066.
3) Kobayashi S, Tamura N, Akimoto T, et al. Reactive arthritis induced by tonsillitis. Acta Otolaryngol Suppl 1996; 523: 206-211.
4) 小林茂人，市川銀一郎．扁桃炎に伴う反応性関節炎と扁桃摘出術の効果．日脊椎関節炎会誌 2011；3：17-20.
5) 大黒慎二，形浦昭克，久々湊靖，他．扁桃摘出術と骨関節疾患 胸肋鎖骨過形成症と慢性関節リウマチについて．日耳鼻 1994：97：1601-1607.
6) Kataura A, Tsubota H. Clinical analyses of focus tonsil and related diseases in Japan. Acta Otolaryngol Suppl 1996; 523: 161-164.
7) 後藤敏郎．慢性関節リウマチ患者の扁桃摘出の効果 常在性感染巣としての扁桃病巣の潜在性．医事新報 1984；3157：43-46.

X その他の扁桃病巣疾患

要旨

ベーチェット病、結節性紅斑、潰瘍性大腸炎、微熱において、口蓋扁桃摘出術による症状の改善が報告されており、口蓋扁桃摘出術が治療の選択肢となり得る。

(1) はじめに

扁桃病巣疾患の代表として掌蹠膿疱症、胸肋鎖骨過形成症、IgA 腎症があり、それ以外に尋常性乾癬、IgA 血管炎、結節性紅斑などの皮膚疾患、紫斑病性腎炎や溶連菌感染後糸球体腎炎などの腎疾患、PFAPA (periodic fever, aphthous stomatitis, pharyngitis, and cervical adenitis) 症候群、ベーチェット病、炎症性腸疾患などの炎症性疾患、関節リウマチや反応性関節炎などの骨疾患が報告されている。本稿ではこの中で各論にて扱っていない疾患について言及する。

(2) ベーチェット病

ベーチェット病は、口腔咽頭などの消化管粘膜潰瘍、ぶどう膜炎などの眼病変、結節性紅斑などの皮膚症状、外陰部潰瘍など多様な症状を呈する原因不明の難治性の炎症性疾患である。ベーチェット病と扁桃の関連性に関しては、橋本ら[1]は 120 例のベーチェット病のうち、上気道炎や扁桃炎により発病または症状が悪化する例が 73 例（60%）に認められることを報告している。また、ベーチェット病では *Streptococcus sanguis* への過剰免疫応答が病因に深く関与していることが知られているが[2]、口腔内常在菌である *S. sanguis* が、ベーチェット病患者扁桃から多く検出されることから[3]、その過剰免疫応答の場が扁桃である可能性が示唆される。実際に本疾患における口蓋扁桃摘出術（以下扁摘）の有効性を検討した久々湊ら[4]の報告では、10 例中皮膚症状と口内アフタの改善は 8 例に認められ、高原ら[5]の報告では、8 例全例少なくとも一つ以上の症状の改善を認めた。また、二つ以上の症状が消失した 3 症例では扁桃炎の既往、上気道炎時の症状増悪が認められ、これらの因子を持つ症例は扁摘の効果が高いことが推測された。

(3) 結節性紅斑

主に下腿に円形ないし不規則形のしこりと圧痛を伴う紅斑が多発する皮膚疾患で、ベーチェット病を含め原因は多様だが、上気道炎に伴い発症することが多く、細菌感染に伴うアレルギー反応であると考えられている。通常は数週間で改善するが、慢性に経過する症例も存在する。以前より扁桃との関連性が示唆されており、扁摘が著効した結節性紅斑例が複数報告されている[5,6]。

(4) 潰瘍性大腸炎

潰瘍性大腸炎は大腸粘膜にびらん、潰瘍をびまん性に形成する疾患であり、患者は粘血便、腹痛、発熱を主症状とし、多くの場合寛解と再燃を繰り返し慢性に経過する。本症の原因は不明であるが、その発症に免疫異常や腸内細菌が関与しているという考え方が有力である。以前より扁桃との関連性が示唆されており、扁摘が著効した潰瘍性大腸炎例が複数報告されている[7-9]。

第2章 各論

(5) 微熱

　微熱の定義は諸家により若干異なるが、一般的には長期間 38℃ を超えない発熱が持続、あるいは一定刻に出現する病状を指す[10]。他科にて感染症、悪性腫瘍、膠原病などの明らかな原因が同定できず、耳鼻咽喉科領域の精査として紹介されることが多い[11]。咽頭所見にて口蓋扁桃陰窩内の膿栓が観察され、圧迫等により流出する。中山ら[10]は原因不明の微熱 23 症例に扁摘を行い、消失 20 例（87％）、竹内ら[12]は 20 症例中消失 15 例（75％）、改善 2 例（10％）、村形らは[13]30 症例中 22 例（73％）に症状の改善を認めたと報告している。さらに、打ち消し試験としての扁桃陰窩洗浄の陽性適中率は 84％、陰性適中率は 80％と高率であり、本疾患の病巣診断のため行うべき検査と考える[13]。

(6) 終わりに

　上記疾患はそれぞれ症例報告あるいは少数の症例研究ではあるが扁摘の有効性が報告されている。よって、患者や主科の意見をふまえ、治療法の選択肢として扁摘を検討してよいと考えられる。

（高原　幹）

引用文献

1）橋本喬史．ベーチェット病と扁桃炎，齲歯．厚生省特定疾患ベーチェット病調査研究班（編）．昭和 63 年度研究業績．1989：66-67.
2）Hirohata S, Oka H, Mizushima Y. Streptococcal-related antigens stimulate production of IL6 and interferon-gamma by T cells from patients with Behcet's disease. Cell Immunol 1992; 140: 410-419.
3）大野重昭，小竹　聡，吉川浩二，他．ベーチェット病における口腔内細菌叢の検索．厚生省特定疾患ベーチェット病調査研究班（編）．昭和 61 年度研究業績．1987：139-141.
4）久々湊靖，秋田信人，浜本　誠，他．ベーチェット病における扁桃摘出効果の検討．耳鼻臨床 1995：88：65-70.
5）高原　幹，上田征吾，東谷敏孝，他．扁桃シンポジウム 扁桃病巣皮膚疾患に対する扁桃摘出術の効果と限界 尋常性乾癬，アナフィラクトイド紫斑病，ベーチェット病等の扁桃病巣皮膚疾患における扁桃摘出術の有効性．口咽科 2009：22：43-47.
6）木寺一希，高木誠治，内田雅文，他．病巣感染症に対する口蓋扁桃摘出術の効果．耳鼻と臨 2000：46：21-24.
7）Kuo Tsong-Tso, Chow Ming-Jen, 水野正浩, 他．扁桃病巣感染が疑われた潰瘍性大腸炎の一症例．日扁桃研会誌 1989：28：218-224.
8）南谷肇子，蔦　佳明，江川　博，他．口蓋扁桃摘出術により臨床症状の改善をみた潰瘍性大腸炎の一症例．日扁桃研会誌 1991：30：128-134.
9）若島純一，原渕保明，山口治浩．扁桃摘出術が著効を呈した潰瘍性大腸炎例．耳鼻臨床 1997：90：693-697.
10）中山将太郎，山田朋之，大石公直，他．扁桃と微熱の臨床的考察．耳鼻咽喉 1979：51：553-557.
11）村形寿郎．微熱．形浦昭克（編）．今日の扁桃学．東京：金原出版；1999：205-206.
12）竹内　淳，八木沢幹夫，徳田寿一，他．当科における扁桃性病巣感染症　特に微熱症例．耳鼻臨床 補冊 1993：65：102-105.
13）村形寿郎，氷見徹夫，浜本　誠，他．微熱に対する扁桃摘出術の効果．耳鼻臨床 補冊 1995：84：77-81.

扁桃病巣疾患診療の手引き 2023

2023 年 5 月 1 日　第 1 版第 1 刷発行

■作成 扁桃病巣疾患診療の手引き作成委員会

■編集 日本口腔・咽頭科学会

■制作・発売　株式会社協和企画

　　　　　〒 170-8630　東京都豊島区東池袋 3-1-3

　　　　　https://www.kk-kyowa.co.jp/

■印刷 株式会社アイワード

ISBN 978-4-87794-228-1

定価：2,200 円（本体 2,000 円＋税 10%）